荣 获

◎ 第七届统战系统出版社优秀图书奖

◎ 入选原国家新闻出版广电总局、全国老龄工作委员会
办公室首届向全国老年人推荐优秀出版物名单

◎ 入选全国图书馆 2013 年度好书推选名单

◎ 入选农家书屋重点出版物推荐目录（2015年、2016年）

U0206288

精神分裂症

（第二版）

名医与您谈疾病丛书

学术顾问◎钟南山　陈灏珠　郭应禄　王陇德
　　　　　葛均波　张雁灵　陆林
总　主　编◎吴少祯
执行总主编◎夏术阶　李广智
顾　　　问◎陆　林　张明园　徐声汉　江开达
名誉主编◎王祖承　徐一峰　谢　斌　陈圣祺
主　　　编◎李广智

中国健康传媒集团
中国医药科技出版社

内 容 提 要

　　本书以问答形式，对精神分裂症的常识、病因、症状、诊断与鉴别诊断、治疗、预防保健等相关知识一一进行了解答。从各个侧面，用通俗的语言，全面翔实、深入浅出地阐述了精神分裂症的防治知识。本书不但适合精神分裂症患者家属及康复期患者阅读，还可供社区社工、心理咨询师、心理治疗师和临床医生、护理人员阅读参考。

图书在版编目（CIP）数据

　　精神分裂症 / 李广智主编 . —2 版 . —北京：中国医药科技出版社，2021.1
（名医与您谈疾病丛书）

　　ISBN 978-7-5214-2077-7

　　Ⅰ.①精… Ⅱ.①李… Ⅲ.①精神分裂症 – 防治 – 问题解答 Ⅳ.① R749.3-44

　　中国版本图书馆 CIP 数据核字（2020）第 195805 号

美术编辑　陈君杞
版式设计　南博文化

出版　**中国健康传媒集团**｜中国医药科技出版社
地址　北京市海淀区文慧园北路甲 22 号
邮编　100082
电话　发行：010-62227427　邮购：010-62236938
网址　www.cmstp.com
规格　710×1000mm $^1/_{16}$
印张　13 $^3/_4$
字数　193 千字
初版　2013 年 7 月第 1 版
版次　2021 年 1 月第 2 版
印次　2024 年 4 月第 3 次印刷
印刷　北京印刷集团有限责任公司
经销　全国各地新华书店
书号　ISBN 978-7-5214-2077-7
定价　**39.00 元**

获取新书信息、投稿、为图书纠错，请扫码联系我们。

出版者的话

党的十八大以来，以习近平同志为核心的党中央把"健康中国"上升为国家战略。十九大报告明确提出"实施健康中国战略"，把人民健康放在优先发展的战略地位，并连续出台了多个文件和方案，《"健康中国2030"规划纲要》中就明确提出，要加大健康教育力度，普及健康科学知识，提高全民健康素养。而提高全民健康素养，有效防治疾病，有赖于知识先导策略，《名医与您谈疾病丛书》的再版，顺应时代潮流，切合民众需求，是响应和践行国家健康发展战略——普及健康科普知识的一次有益尝试，也是健康事业发展中社会治理"大处方"中的一张有效"小处方"。

本次出版是丛书的第三版，丛书前两版出版后，受到广大读者的热烈欢迎，并获得多项省部级奖项。随着新技术的不断发展，许多观念也在不断更新，丛书有必要与时俱进地更新完善。本次修订，精选了44种常见慢性病（有些属于新增病种），病种涉及神经系统疾病、呼吸系统疾病、消化系统疾病、心血管系统疾病、内分泌系统疾病、泌尿系统疾病、皮肤病、风湿类疾病、口腔疾病、精神心理疾病、妇科疾病和男科疾病等，分别从疾病常识、病因、症状表现、诊断与鉴别诊断、治疗和预防保健等方面，进行全方位的解读；写作形式上采用老百姓最喜欢的问答形式，活泼轻松，直击老百姓最关心的健康问题，全面关注患者的需求和疑问；既适用于患者及其家属全面了解疾病，也可供医务工作者向患者介绍病情和相关防治措施。

　　本丛书的编者队伍专业权威，主编都长期活跃在临床一线，其中不乏学科带头人等重量级名家担任主编，七位医学院士及专家（钟南山、陈灏珠、郭应禄、王陇德、葛均波、陆林、张雁灵）担任丛书的学术顾问，确保丛书内容的权威性、专业性和前沿性。本丛书的出版不仅是全体患者的福音，更是推动健康教育事业的有力举措。

　　本丛书立足于对疾病和健康知识的宣传、普及和推广工作，目的是使老百姓全面了解和掌握预防疾病、科学生活的相关知识和技能，希望丛书的出版对于提升全民健康素养，有效防治疾病，起到积极的推动作用。

中国医药科技出版社

2020年6月

序

　　精神分裂症是一种常见的病因未完全阐明的精神疾病，多起病于青壮年，常有知觉、思维、情感和行为等方面的障碍，一般无意识及智能障碍。

　　我们在开展精神科工作的过程中，每当遇到精神病患者的家属时，他们就会迫不及待地问上许多问题。从他们痛苦的面容、焦急的语调、悲哀的情绪中，我们感觉到他们是多么想了解有关精神病的知识啊！当他们听到自己的孩子患的是"精神分裂症"时，恐惧、紧张、绝望的表情接踵而至，有的还反复说"他不是患精神分裂症，不是的"，那种既有着企求、更有着无奈的神情久久地留在我们的脑海里。当家里有人患了精神分裂症时，他们的家人又是多么痛苦啊！整日愁眉苦脸，寝食不安，背着人时偷偷哭泣，但当着患者的面又不得不强颜欢笑，装着没什么大不了的样子去安慰他、迁就他，忍气吞声地想办法去满足患者的要求，甚至有些要求是无理的、荒唐的。可是患者的表现呢，却又是难以自控地辱骂不休，或冲动伤人，或撕衣毁物，或喃喃自语，或消极自杀，时而嚎啕大哭，时而微微发笑。这些反常表现，如噩梦般的生活，则整日缠着他们一家人。这时我们就会不由地想起精神科前辈、上海市精神卫生中心首任院长粟宗华教授的一句名言："精神病患者的病史是用血和泪写成的。"这是多么深刻、多么精辟的话语啊！

　　因此，不论是患者的家人也好、亲友也好，以及任何一位对精神病知识感兴趣的人也好，都想找一找、看一看介绍精神分裂症知识的书籍。尽管精神科专业的书很多，但要找一本既能全面阐述精神分裂症知识，又要语句精练、通俗易懂，能够一目了然回答您的疑问、面向大众的专业书籍确实也不多。

1

　　中国心理卫生协会自2006年起非常注重开展心理卫生的宣教工作。在中国心理卫生协会和上海市心理卫生学会的支持下，上海市精神卫生中心曾组织上海交通大学、复旦大学和同济大学有关心理卫生及精神医学的专业人员，编写了有关精神障碍的科普专著并由中国医药科技出版社出版，其中也包括《精神分裂症》这本书，为宣传精神病学和心理卫生知识起到了非常好的传播作用。

　　2020年，精神分裂症的防治理论得到了长足的发展。为了与时俱进，本书编委会的专家根据最新理念更新了内容。书中针对患者及其家属提得最多的问题，采用问答形式，尽可能深入浅出地解答。本书不仅有助于患者和家属了解精神分裂症的最常见的症状、发病原因、诊断与鉴别诊断、治疗、康复和自我保健等方面知识，也适用于广大精神科或全科医生和护理人员查阅和参考。

中国心理卫生协会名誉理事长、主任医师、教授　王祖承

上海市精神卫生中心院长、主任医师、教授　徐一峰

上海市疾病预防控制精神卫生分中心主任、主任医师、教授　谢　斌

上海市杨浦区精神卫生中心院长（前）、主任医师　陈圣祺

2020年10月10日世界精神卫生日

再版前言

中国疾控中心精神卫生中心副主任马宁说，精神分裂症等严重精神障碍是我国面临的重大公共卫生挑战之一，为进一步解决疾病迁延性长、患者服药依从性低等治疗难题，目前国内正在推动患者的社区康复治疗，以期在改善疗效、提供情感支持、帮助恢复社会功能等方面发挥积极有效的作用。"截至2018年底，我国登记在册的严重精神障碍患者有599.4万例，其中绝大多数患者缺乏劳动能力，需要长期服药治疗和监护照料，成为多地贫困人口因病致贫返贫的重要原因。"2020年"后疫情时期"的应激性心理疾病，更成为本病发病和复发的"扳机"。

值得欣慰的是，精神障碍是可防可治的。只要注重健康教育、健康促进，注重一级预防（病因预防）、二级预防（早发现、早诊断、早治疗）和三级预防（积极康复、防止残疾），精神障碍患者的症状都能得到一定程度上的控制，病情都能得到缓解，甚至达到临床治愈。有些人社会功能恢复，还能搞发明创造。

为了让精神障碍患者，尤其是精神分裂症患者能得到早发现、早诊断、早治疗、早康复，我们"十年磨一剑"，在2013年出版了本书第一版并几度售罄。上海市精神卫生中心及各区的精神卫生中心的医护人员，将这本书作为科普读本，对家属及康复期患者讲解科普知识。许多健康教育的宣讲员，将这本书的有关章节，抄录在黑板报上，取得了较好的宣传效果。2020年，精神分裂症的防治理念有了长足的发展，本书及时更新了防治理念，详细解答了精神分裂症防治知识，成为患者和家属们"不见面的医生"。为了方便读者与各位专家沟通，特于书末设名医简介，以供读者参考。

　　感谢著名精神病学专家王祖承、徐一峰、谢斌、陈圣祺等教授写了序，王祖承教授审读并修改、补充了第二版的内容。感谢上海交通大学医学院精神卫生系、复旦大学医学院精神卫生系、同济大学医学院精神卫生系的专家和所有参与撰写的专家（详见编委会）。感谢中国医药科技出版社的大力支持。

李广智

2020年10月10日世界精神卫生日

目录

常识篇

病 因 篇

症状篇

诊断与鉴别诊断篇

治疗篇

预防保健篇

案 例 篇

社区精神卫生康复篇

常 识 篇

◆ 什么叫精神，与神经有何不同？

◆ 什么是精神活动？

◆ 什么是精神障碍？

◆ 什么是精神症状？

◆ 怎样判别精神活动属于病态或正常范围？

◆ ……

什么叫精神，与神经有何不同？

人的精神是人类大脑所特有的功能。精神，是外界客观世界各种事物在头脑中的反映。因此，人类的精神既有物质基础（大脑），又是客观存在的。精神的正常活动成为心理活动，属于心理学科研范畴；心理活动异常，即属于精神医学的精神障碍或精神病。因此，精神（心理）是大脑功能表现之一。神经则是大脑的另一种功能表现，神经的中枢在大脑，分布于全身，主要是支配和协调身体的运动、感觉和内脏功能。从医学角度了解精神和神经两者之间的相同和区别：相同之处二者都是大脑功能活动的表现；区别在于人类大脑的功能活动包括精神和神经两方面。

如果发生突如其来的地震灾难，会给灾区人民造成极大伤害，其中包括精神伤害（有时又称心理伤害）、神经系统伤害和其他躯体伤害。

（1）精神伤害（心理伤害） 有些失去亲人的出现精神恍惚，有人则痛心疾首、悲痛欲绝或焦虑不安等，急需心理救助。因此，精神科医生和心理医师奔赴灾区，抚慰受伤的心灵。

（2）神经伤害 有的受灾人员神经系统受伤，如脊柱受伤，受伤者出现下肢瘫痪；脑部、手臂神经受伤，出现胳膊或手指头不能活动。此时需要神经外科医师治疗，以修复受损的神经。

我们在讨论精神分裂症之前，需要重点了解人的精神和精神活动。

什么是精神活动？

精神活动是人脑的功能，是人脑在反映客观事物的过程中所进行的一系列复杂的功能活动。由于客观事物是不停地变化、运动着的，因此反映客观事物的精神活动也是在不断变化和运动的。

精神活动包括认识活动（由感知觉、注意、记忆和思维等组成）、情感活动及行为活动。这些活动过程相互联系、精密协调，维持着精神活动的统一与完整。存在决定意识，因此，人的精神活动是在社会实践中形成和完善的。

什么是精神障碍?

精神障碍,又称为精神疾病,是指在各种因素的作用下(包括各种生物学因素、社会心理因素等)造成大脑功能失调,而出现感知、思维、情感、行为、意志以及智力等精神运动方面的异常,需要用医学方法进行治疗的一类疾病。由于对精神疾病存在着一定程度的社会偏见,所以在精神疾病的称呼上,目前以使用精神障碍为好。

什么是精神症状?

精神症状是人脑功能紊乱的表现,是精神疾病临床征相的基本组成部分,也是精神疾病临床诊断的主要依据。疾病的性质决定精神症状的种类,精神症状的内容则与个体的文化程度、躯体状况、人格特征以及生活经历有关。精神症状是异常的精神活动,但异常的精神活动不完全等于精神症状。异常的精神活动通过人的外显行为如言谈、书写、表情、动作行为等表现出来,称之为精神症状。研究精神症状及其产生机制的学科称为精神障碍的症状学,又称精神病理学。

怎样判别精神活动属于病态或正常范围?

为了判定某一种精神活动属于病态或正常范围,一般应从三个方面进行对比分析。

(1)纵向比较 即与其过去一贯表现相比较,精神状态的改变是否明显。

(2)横向比较 即与大多数正常人的精神状态相比较,差别是否明显,持续时间是否超出了一般限度。

(3)应注意结合当事人的心理背景和当时的处境进行具体分析和判断。

在观察精神症状时，不但要观察精神症状是否存在，而且要观察其出现频度、持续时间和严重程度。精神症状一般并不是随时随地都表现出来的，因此必须进行仔细的观察和反复检查。精神检查的方法主要是交谈和观察，能否发现患者的精神症状，特别是某些隐蔽的症状常取决于医患关系及检查技巧，根据短暂、片面观察所作出的结论，很容易漏诊和误诊。

什么是精神卫生？

精神卫生，或称心理卫生，是20世纪70年代以来国际国内日趋流行并广泛接受的一个概念，其内容包括精神障碍的治疗、预防和精神卫生的知识普及。精神卫生的定义和内容可分为狭义和广义两种。

狭义的精神卫生，是指研究精神疾病的预防、医疗和康复，即预防精神疾病的发生；早期发现、早期治疗；促使慢性精神疾病患者的康复，重新回归社会。

广义的精神卫生，不仅研究精神疾病的发生发展规律及其防治，而且要探讨保障和促进人群的心理健康，提高个体承受应激和适应社会的能力以减少心理和行为问题的发生。

由此可见，精神卫生服务的对象、范围和任务，一方面是精神疾病的预防、医疗和康复，另一方面是提高和维护健康者的精神健康和精神医学咨询。

什么是精神健康？

1948年，世界卫生组织（WHO）《宪章》中提出健康的定义是："健康不仅是没有疾病和衰弱，而是保持体格方面、精神方面和社会方面的完美状态。"1978年，国际初级卫生保健大会在《阿拉木图宣言》中重申："健康不仅是疾病、体弱的匿迹，而是身心健康、社会幸福的完美状态。"这一概念不仅阐明了生物学因素与健康的关系，而且强调了心理、社会因素对人体健康的影响。生理完美状态是指身体各系统无疾病。心理社会方面的完美状态是指一种持续的、积极的内心体验，良好的社会适应能力，能有效地发挥个人的身心潜能和社会功能。

至1990年，世界卫生组织又将道德修养纳入健康的范畴。健康不仅涉及人的体能方面，也涉及人的精神方面，而道德修养是精神健康的重要内涵，包括：健康者不以损害他人的利益来满足自己的需要，具有辨别真与伪、善与恶、美与丑、荣与辱等是非观念，能按照社会行为的规范准则来约束自己及支配自己的思想和行为。新的健康概念告诉人们，健康不再是单纯的生理上没有病痛与伤残，而应该更广泛地涵盖生理、心理、社会及道德健康。这是一个整体的、积极向上的健康观。目前认为，健康的概念包括躯体的、心理的、社会的及道德的四方面完全安宁幸福状态。精神健康是一种超越无精神障碍的健康状态，在这种状态中，每个人能够认识到自己的潜力，能够应付正常的生活压力，能够有成效地从事工作，并能够对其社区作贡献。

促进社会群体的精神卫生需要多部门行动，涉及到一系列政府部门以及非政府组织或以社区为基础的组织。重点应当是在整个生命期间促进精神卫生，确保儿童有一个健康的生命开端并预防成年和老年期的精神障碍。

什么是精神病学？

精神病学是研究各种精神障碍的病因、发病机制、临床表现、疾病的发展规律、治疗、预防以及康复的一门临床医学。

精神病学是临床医学中的一个分支，它的生理基础是神经科学，心理基础则与心理学、社会学、文化人类学密切相关。因此，最早的精神病学是与神经病学联系在一起的，随着它的成熟和发展，就从神经病学的学科中脱离出来。近50年来，随着医学研究的深入发展和医学模式的改变，在精神病学中又不断细分出新的分支，如老年病学、儿童精神病学、司法精神病学、跨文化精神病学等。同时，新的医学模式强调医学的服务对象是完整的、社会的"人"。人是生活在一定的自然、社会文化环境中，具有复杂心理活动的生物体，而来自社会环境的各种刺激形成人的复杂的心理活动，后者又通过各种生物学中介机制来影响机体的功能状态。

正由于上述原因，传统的、狭义的、以精神病学为基本观念的精神病学受到冲击，现代精神病学包括的范围更广、内容更新，除了传统的研究内容外，还深入研究心理社会因素对健康和疾病的作用和影响，于是出现了精神卫生这样一个新的范畴。它不仅研究各类精神障碍的社会防治，而且也探讨了如何保障人群的心理健康，以减少和预防各类心理和（或）行为问题的发生。

什么是精神分裂症？

精神分裂这个名词是由希腊文 σχιζω（schizo：分裂、隔开）和 φρεν（phronos：思想）组合而成。精神分裂症属重性精神病，是精神疾病中较为严重的一种精神障碍。19世纪中叶以来，欧洲精神病学家将本病按不同症状分成相对独立的疾病。如法国 Morel（1857年）建议，将无明显外界原因而在青年时期发生精神衰退的病例称为早发性痴呆。德国 Kahlbaum（1874年）描写了一种具有特殊精神障碍并伴有全身肌肉紧张的精神疾病，称为紧张症。Hecker（1871年）则将在青春期表现为荒谬、愚蠢行为的病例称为青春痴呆，并指出此病多见于青年人，常以衰退为结局。1896年，德国克雷丕林在长期临床观察和研究的基础上，认为上述不同的描述并非是独立的疾病，而是同一疾病的不同类型。他认为这一疾病多发生在青年时期，最后发展趋势为衰退，故把上述类型疾病合并为早发性痴呆，并首次作为疾病单元来描述。20世纪瑞士精神病学家 E.Bleuler 对本病进行了细致的临床现象学研究，指出情感、联想和意志障碍是本病的原发性症状，而中心问题是人格的分裂，故提出了"精神分裂"的概念，加以本病的结局并非皆以衰退告终，因此建议命名为精神分裂症。E.Bleuler 的精神分裂症概念作为一类疾病，故其含意比克雷丕林的早发性痴呆较为广泛。

到目前为止，精神分裂症的病因未明，多见于青壮年，隐匿起病，临床上表现为思维、情感、行为等多方面障碍以及精神活动的不协调。一般患者的意识清晰，智能基本正常。总之，精神分裂症是一种持续的、慢性的严重精神疾患，主要影响的心智功能包含思维及对现实世界的感知能力，并进而影响行为及情感。

精神分裂症的流行病学调查结果怎样？

精神分裂症在一般人群中总患病率为3‰~8‰，年发病率为0.1‰。美国六个州的调查资料显示，其年发病率为0.43‰~0.69‰，15岁以上为0.30‰~1.20‰。根据国际精神分裂症时点调查（IPSS）资料，18个国家的20个中心，历时20多年调查3000多人的报告显示，一般人群中的精神分裂症年发病率在0.2‰~0.6‰，平均0.3‰。

我国1982~1985年进行的全国12个地区精神疾病流行病学调查结果表明：15岁以上人口中精神分裂症的总患病率为5.69‰，时点患病率为4.75‰。其中城市时点患病率6.06‰，明显高于农村的3.42‰。精神分裂症的终身患病率为7.0‰~9.0‰，平均8.6‰。近年浙江、河北的精神疾病流行病学调查结果表明，精神分裂症的患病率为较以往的调查有上升趋势。

精神分裂症会遗传吗？

半个多世纪以来的家系调查、孪生子和寄养子的调查资料显示，遗传因素在精神分裂症的发生中起一定作用。国内外有关精神分裂症的家系调查发现，本病患者近亲中的患病率比一般居民要高数倍。与患者血缘关系愈近，患病率越高，各级亲属中的发病率为4.3%~16.4%，其中以子女、父母及同胞的同病率最高。精神分裂症孪生子的研究发现单卵孪生的同病率是双卵孪生的4~6倍。

精神分裂症预后怎样？

精神分裂症的结局一般有三个方面：一个是经过治疗后得到彻底的缓解；二是经过治疗，症状得到部分控制，残留部分症状，社会功能得到部分损害；三是病情恶化，患者走向衰退和精神残疾。据国外学者观察，以上三种结局各占患者总数的1/3。

什么是晚发型精神分裂症？

青壮年后，在临床上表现为精神分裂症的症状群，如幻觉妄想症状和行为异常等，但不伴随明显的人格与智力的衰退，称为晚发型精神分裂症。另有人则认为这是精神分裂症在老年前期或老年期中的一种类别。本病一般多见于45岁以上的中老年对象，其中有相当多的患者病前存在有听力障碍或失听，往往易于产生偏执观念。发病后，患者主要表现关系妄想和被害妄想，如"有人与我过不去""有人想暗算我""有人夺了我的财产"等，为此纠缠不休，使家庭和邻里不得安宁。这些妄想内容可伴有幻觉，另有些妄想也可能源于幻觉。除了妄想或幻觉妄想症状以外，并无其他明显的精神症状，无智能缺损，人格保持完整，讲话内容除妄想以外均属正常。晚发型精神分裂症患者，一般在发病前就有鲜明的性格特征，如倔强、能干、自负和固执等，这种性格特征在现实生活中容易在某种事件诱发下造成幻觉、妄想状态；而且进入老年期后，由于经历各种挫折而引发消极悲观的情绪，这正是产生幻觉、妄想的温床。此外，老年期听觉和视觉系统功能的衰退，使感知觉模糊，也容易产生幻觉，并进而产生妄想症状。

本病治疗以药物为主，抗精神病药物可有效地消除其幻觉、妄想、兴奋、激动等症状，适时用药一般效果良好。除此之外，心理调适也非常重要，它能有效控制患者的情绪变化，使患者的精神面貌大为改观。

精神分裂症会复发吗？

研究发现，在常规临床治疗情况下，50%的精神分裂症患者在治愈后的第1年内复发，80%的患者在5年内复发。对患者及其家庭来说这个复发比例简直是灾难性的。但是，设计较好的临床研究表明，应用抗精神病药物可以防止精神分裂症的复发，1年后可将复发率降低到平均16%。应用抗精神病药物治疗预防复发，适用于所有罹患了精神分裂症的患者。仅有的例外是那些药物治疗的不良反应要比疾病复发后果还要严重的患者和精神病诊断尚有疑问的患者。经验表明，90%的患者在没有抗精神病药物维持治疗的防护下会复发，而复发的社会后果要比抗精神病药物治疗所带来的危害更加严重。

精神分裂症的复发有哪些先兆？

一般情况下，精神分裂症在复发前往往会出现某些先兆症状，如果我们能及时识别这些先兆，就可以及早干预来预防精神分裂症的复发。所以，了解并识别精神分裂症复发的前驱症状是预防复发的一个重要环节。及时发现复发的前驱症状，并给予适当的及时治疗，往往可以防止疾病的复发。那么，精神分裂症的复发征兆有哪些呢？

其实，不同精神疾病复发的症状和初病时的症状是很相似的，有的可能发病的程度轻一些，表现不太明显而已。最容易出现以下的精神变化：言语增多，好管闲事，或言语减少，眼直发愣，说话乱；几天失眠或睡眠不实，多梦，白天无精打采，精神恍惚；爱发脾气，看人见物不顺眼，常为小事纠缠不休；心境烦乱，坐立不安，注意力不集中；胡思乱想，朝三暮四，工作学习无常性；办事丢三落四，常常误事，记忆力明显减退；无故自笑或哭泣，或觉得自己脸型、肢体变了；敏感多疑，焦虑，恐惧，或有片断错觉、幻觉等；生活懒散，独思独虑，不出门，不接近人，对周围环境不感兴趣。

此外，需要提醒大家的是，春季（特别是每年3~5月份）是精神分裂症的复发高发期，此时患者更容易犯病，应予高度重视。以上精神分裂症的复发征兆需仔细观察，如果发现一种或几种症状时，就需及时咨询专科医生或找精神科医生检查、治疗，切莫疏忽大意，以免引起疾病加重和复发。

精神分裂症的发病与年龄有关吗？

（1）精神分裂症的发病与年龄有密切关系　总的来说，本病多发生于青壮年时期，大约有1/2的患者在20~30岁发病。我国的统计资料显示，发病年龄范围以16~35岁最多，约占80%以上。

（2）发病年龄与疾病类型有密切关系　偏执型患者起病较晚。统计资料提示：偏执型平均发病年龄为29.3~35岁；青春型为22~24.2岁；单纯型为22.7岁；紧张型为24.3~27.2岁。有少数精神分裂症发病于儿童期，称儿童精神分裂症。精神分裂症发病于40岁以后少见，称晚发性精神分裂症。

伴有精神病性症状的抑郁症与精神分裂症后抑郁的临床特征是一样的吗？

抑郁症患者中有20%~30%伴有精神病性症状，而精神分裂症病后亦常出现继发性抑郁。伴有精神病性症状的抑郁症和精神分裂症后抑郁在发病年龄、病程、起病形式、文化程度、职业和婚姻状况方面均无差异，但抑郁症却更易在受生活事件影响下发病。其次，两组虽然都具有较突出的妄想性体验，但抑郁症组则在抑郁心境上易产生自杀意念和行为；而分裂症组虽有抑郁心境，但更多具有持久的听幻觉与抑郁心境不相适应的思维贫乏、思维散漫、思维被控制感等一级症状，同时自杀意念多因病情缓解后自卑心理或药物环境因素所导致。再者，抑郁症组病前多有生活事件的原因，它可贯穿于整个病理之中，而分裂症组多数原因不明显。

什么是精神分裂症中的纳什现象？

瑞典皇家学会将1994年的经济学诺贝尔奖颁给三位数学家，他们都是"博弈论"的先驱。前二位获奖者的头衔是教授，而纳什则没有这个头衔。

纳什（1928年6月13日—2015年5月23日），在20世纪50年代中期成果累累之际患上了精神分裂症，刚满30岁的他住进了精神病院，在以后的20年间，他几度进出医院，但病情没有缓解。

奇迹发生了，不知什么原因（据他的前妻说既不是吃药也不是其他治疗，只是因为亲朋的关怀），纳什平静而又积极地作为一个"社会人"，重新投入社会的怀抱，开始了新的生活，纳什的病情在过去10年中，竟然慢慢地减轻了。最明显的变化是：纳什博士又能做数学研究，并重新走上大学讲台。

纳什获得诺贝尔奖，也是经过了几番周折，最后库恩教授提出：如果一个癌症患者可以得奖，精神病患者为什么不可以？瑞典皇家学会终于决定对纳什博士授奖。

对于精神分裂症，许多人都"谈虎色变"。周围有了这类患者都"拒而远之"；家人中患上精神分裂症的更是思想负担重重，难与患者相处；去治病要大把花钱，患者会失去工作；家中有这种患者，抬不起头、羞于见人……在我国，导致这种状况的重要根源，还是精神病知识不普及、长期的社会歧视和世俗偏见。

对精神分裂症的预后，早年精神科医生也持较悲观的态度。因而纳什其人其事也颇使人受教育。2000年6月，国内已有一本书《爱心护天才》专门介绍纳什和他的妻子艾利西亚，如何在同为科学家的师友、上司和同事们的帮助下战胜困难的故事。这本书很受社会的关注，千百万精神分裂症患者和家属，从纳什的真实故事中看到希望，获得启迪。这样的书对改变社会对精神病的看法，消除对精神分裂症的歧视和偏见大有好处。故作者愿为它的面市摇旗呐喊，做个义务广告。

随着医学的进步，精神分裂症的缓解治愈率大大增加，预后已不是那么坏。精神分裂症患者中也不乏像纳什这样的天才人物。即使在他们患病之际、发病之时，都还有一些正常的精神功能。有些经过治疗的患者中，虽已进入慢性阶段，还存有他们原先学习的技能：一个数学系四年级学生，仍解题迅速，成了高考者求助的老师；一个象棋冠军，棋技超群，围棋九段，病后仍能下棋……至于疾病缓解、走向康复，只要有良好的环境和指导，一般都能完全适应工作、生活和人际交往，重返社会。上海市心理康复协会，每年有八九十人从没有工作走上社会谋得职业。这些人不但有着战胜疾病的毅力，他们还以更大的艰辛，消除社会偏见，走荆棘丛生的坎坷路途。有个患者，因病失去了工作，妻子离婚，又迁入另一个城市，这样的条件，对一个正常人来说，也是十分严峻的。他的学历没用，无奈花钱学了烹饪，但老板就是不要他这个厨师，他只好请求做杂务工，试工后老板满意。他并没有就此满足，紧张的劳动之余，又去接受"物业管理"培训，结业之时，他以98分的高分名列榜首，意外地被录用，工作干得很好，又得到女孩的垂青，喜结良缘，如今当上了爸爸。他已成功地担当了社会和家庭角色。

循证医学证实，精神分裂症患者中纳什现象应该不是孤立的、偶然的。纳什作为精神分裂症的长期患病者能够获奖，我国的精神分裂症患者中难道就出不了这样的人才？全社会都改变一下观念吧，别歧视精神病患者，要善待精神病患者。这恐怕是纳什的故事对我们的最大价值。

精神真的会"分裂"吗？

精神分裂症是一种常见的精神病，有人要问此病怎么理解，是不是精神"分裂"了呢？其实这是精神病学家对某一种具有共同症状的精神病所赋予的病名。它主要是指发病在青、中年期的，病因不明的，主要表现为思维、情感、意志和行为等多方面精神活动异常的一类精神病。这些患者的精神活动互不协调，原来统一的精神活动互相"分裂"。精神好比一台电话交换台，如果接线正确，则活动正常；而当交换台出了毛病，线接错了，或有了信号但不接线，则会使信息传递出毛病。此时患者该笑不笑、该哭不哭、该动不动、不该动乱动。这类患者的思维、情感和行为有悖常情、脱离实际，这是另一意义的分裂——心理活动和客观现实相分裂。

癫痫和精神病有关系吗？

癫痫和精神病有一定的关系。据统计，癫痫的患病率在正常人群中为 1‰~5‰，其中伴有精神症状，或者说能引起精神障碍的有20%~35%。

这是因为癫痫是一种脑细胞的阵发性的异常放电，可引起一时性脑功能障碍，产生一系列的精神障碍，如精神运动性发作、癫痫性梦幻状态等。长期癫痫发作可致癫痫性精神障碍、癫痫性性格障碍、癫痫性智能障碍、癫痫性类精神分裂症等。一般说，这种精神症状是癫痫发作的一种特殊形式或癫痫患者的一种伴随症状。癫痫性精神病大多发生于癫痫发作十多年之后。

癫痫性精神病有什么特点？

案例回眸：2012年12月14日，据光山县委宣传部消息，早上7时40分，光山县文殊乡派出所接到报案称，一男子持刀在该乡陈棚村完全小学门口砍伤学生。文殊乡派出所干警立即赶往现场，在村干部的协助下，迅速将犯罪嫌疑人控制。经查犯罪嫌疑人闵某某，36岁，为文殊乡邹棚村桃元组人。初步认定其患有精神病，间歇性发作。据村民介绍，闵某某有20多年癫痫病史。

病情解析：癫痫性精神病是由于癫痫发作而产生的持久性的精神活动异常，临床表现多为类似精神分裂症表现，如兴奋躁动、话多、哭笑无常、幻觉、妄想、攻击他人等。其中以妄想、幻觉较为突出。妄想以被害妄想、关系妄想较多见；幻觉大多很生动，且与妄想有关。可有病理性赘述、言语动作重复，个别呈木僵状态（癫痫性木僵）。精神症状可持续数日至数月，也可迁延成慢性。

癫痫性精神病与其他精神病的区别主要是它有较长的癫痫发作史，并伴有性格改变及智能损害，脑电图检查时约有90%以上显示异常。因癫痫性精神病既有癫痫发作，又有精神症状，所以既要给予抗癫痫的药物，如苯巴比妥（鲁米那）、苯妥英钠、卡马西平、地西泮等，又要治疗精神症状，如给予利培酮、奋乃静或奥氮平等抗精神病药物。

小孩也会患精神分裂症吗？

虽然精神分裂症的发病年龄一般是在15~35岁，但也有少数患者发病较早，甚至7~8岁患上"儿童精神分裂症"的。由于起病缓慢潜隐，患儿往往被误认为"脾气"改变或者品行不端的"顽劣儿童"，因此而贻误治疗时机，影响治疗效果。这就需要家长和老师们对此疾病有所认识。

儿童精神分裂症的主要表现有：过去聪明活泼的儿童逐渐变得孤独退缩、反应迟钝、不易接近、与亲人疏远、言语减少，或者出现莫名其妙的紧张恐惧、做鬼脸、懒散、注意力涣散和学习成绩下降。如果起病年龄小的话，往往智能障碍较为突出，表现为"呆傻"。少数年龄较大的患儿早期表现为性格改变，如调皮捣蛋、不守纪律、惹是生非、外出无目的游荡，甚至有破坏行为。如果仔细观察亦可发现有痴笑、表情呆滞等症状。

该病虽然治疗后易反复，但早期发现并坚持治疗仍有好处。

精神病患者是否一定会大吵大闹？

回答是否定的。相反多数的精神病患者可以不吵不闹、言语流利、对答切题，日常生活也还正常；只不过是对某些人或某些事捕风捉影、信以为真、纠缠不清；甚或过分地安静，对周围事物不感兴趣，生活懒散，工作随便，离群独居。这种患者病情不一定比吵闹的轻，加之不易被人们认识，往往会延误诊治。

因此，不能把大吵大闹作为判断精神病的尺度，而要多了解一些精神病的症状表现，最主要的是根据是否有性格、生活习惯的明显改变，各种精神活动，如情绪、思维、行为等是否有异于常人来判断，才能正确发现和诊治精神病患者。

精神病患者是否都是神志不清？

回答也是否定的。把精神病患者看成都是神志不清、脑子糊涂、什么事也不懂、什么事也不会做、什么感情也没有的想法是一种错误。

除了少数的精神病患者，如脑外伤引起的精神障碍或其他躯体疾病伴发的精神病，可以在发病时表现为神志不清、分不清东南西北、记不住亲朋好友、辨不清白天黑夜、记不全一二三四、答非所问以外，绝大多数的精神病患者的神志都是很清楚的。例如精神分裂症、情感性精神病等一些所谓的重性精神病患者，他们在发病时仍然能写信算账、烧饭煮菜，甚至可以继续工作。这些患者除了一部分精神活动不正常以外，其他的精神活动，包括神志，都不会有改变，而神志清楚还是这些疾病的主要临床特征之一。

所以绝对不可以说：精神病患者都是神志不清的，神志清楚的人就不是精神病患者。而要根据患者的全部精神活动来分析和判断。

精神病患者为何不承认有病？

这是因为大多数的精神疾病表现为大脑功能改变，影响了大脑对自身精神活动的理解和判断，不能对自己的病态表现进行分析和批判，反而认为自己的病态知觉、思想、言语和行为是正确的，因此不承认自己有病，真所谓"当局者迷"。如有嗅幻觉和被害妄想的患者，不会承认他嗅到饭菜中的异味是一种幻觉，而认为是别人在饭中放毒加害他。无论旁人如何解释，或者当面将饭菜吃给他看，还是认为别人在骗他。这都是由于大脑分析判断的障碍所致。

多数精神病患者不承认自己有病，尤其是重性精神病患者的共同特性，这种特征会影响患者到医院就诊的自觉性，也给家属和社区医务人员帮助患者诊治疾病带来困难。只有通过治疗，当这些患者的病情有了好转，这种情况才会有转变，患者才能逐渐认识到自己有病，才能分析和判断自己发病时的精神活动有哪些异常。因此，当患者处在精神病的初期或发作时，不必徒劳地和患者争辩、要他承认自己的病态，而要想方设法明确诊断，并让他接受适当的治疗；只有在患者能认识疾病时，才能同他们一起分析病态表现，使其恢复得更快、更完全。

为何说"菜花黄、痴子忙"?

"菜花黄、痴子忙"是一句民间流传的俗语，也是人民群众长期观察的结果。从流行病调查尤其是专科医院门诊、住院患者调查情况看，此种现象确实存在。一到每年立春以后，精神病患者就逐渐增多，到了每年的3~4月份就形成了门诊、住院的高峰。其原因可能与此期间人类内分泌变化有关，也可能与气候对人类的精神活动影响相关，确切原因尽管尚不能肯定，但客观现实总是存在的。据此，就应提醒人们在春季，特别是在"菜花黄"的前后要注意调节自己的情绪，要注意精神病患者的病情变化，及时地发现精神病复发的苗子，并及时治疗，使其安全地度过这一危险季节。

什么叫"冲喜"，用"冲喜"的办法能否治好精神分裂症?

有的人受迷信思想影响，认为在疾病严重时完婚，借喜事能把病"冲掉"，称这种方法为"冲喜"。我们曾遇到一些精神分裂症的家人给患者冲喜，不仅不能治好患者的病，反而使病情加重的情况。如一位男性精神分裂症患者，26岁，表现兴奋、躁动，朝外跑，追逐异性，声称要和世界美女结婚。这本来是青春型精神分裂症的症状，应及早送医院治疗，其母却说她的儿子是想结婚了，并说赶快结婚"冲冲喜"，病一定会好。于是，动员刚和患者恋爱的女友和患者结婚。女友出于同情心，匆忙与患者完婚。结果，在举行婚礼时，患者就兴奋、乱说，极不合作，不知迎送宾客，在洞房之夜，大骂新娘是大母猴、女流氓，最后不得不退婚，把患者送医院治疗。另一位女性精神分裂症患者得病后兴奋打闹，到处乱跑，声称去结婚，已和5个男人发生性关系。有人对其父母建议，赶快结婚"冲冲喜"，定能治好病。患者的男友为了给女友治好病，同意登记结婚。结果婚后3天，患者病情加重送住院治疗。

可见，结婚"冲喜"，不仅不能治好精神分裂症，反而会使病情加重，给自己和他人都带来痛苦和不幸。因此，可以肯定地回答：用"冲喜"的方法是治不好精神分裂症的。

精神分裂症患者能婚育吗？

案例回眸：有一位精神分裂症患者，男性，26岁。总是听到耳旁有人在评论自己，两个男的说他坏，一个女的在为他辩解，说他不像他们认为的那么坏。虽然看不见人，讲话也听得不是太清晰，但在耳边嘀嘀咕咕不胜其烦（语言性评论性幻听）。患者表现为表情呆滞，说话连贯，而且认为有人在跟踪自己，在自己的房间有监视器，患者常自言自语（牵连观念、被害妄想）。经过治疗以后，自语消失，表情比以前活跃；但是，认为自己没病（自知力未恢复），仍坚信曾经有人跟踪，现在跟踪人撤走了，监视器已经关闭了，不愿意继续吃药。在患者的病未完全痊愈的情况下，其父亲询问医生，现在患者能不能结婚，新婚期间能不能停药。医生的建议是，目前的主要任务是继续药物治疗，目的在于提高和巩固疗效。但是，患者的父母和患者决定自行停药，并为患者娶亲。结果结婚后2周，患者的病情恶化，结婚的妻子在一气之下回娘家去了。

精神科医生解读：我国《婚姻法》规定"患有医学上认为不应当结婚的疾病者禁止结婚"。精神病学认为，精神分裂症在症状没有被控制以前，没有能力承担婚姻应尽的责任。因为，精神分裂症患者在疾病状态时有各种精神症状，使之不能按正常的情理思考和分析问题，甚至生活不能自理。因此，患者不具有谈恋爱和结婚的能力。如果出于种种意愿，把患者拉到恋爱婚姻的境遇，可能导致病情加重。

我国《母婴保健法》明确规定"经婚前医学检查，对患……或者有关精神病在发病期内的，医师应当提出医学意见；准备结婚的男女双方应当暂缓结婚"。这里所述的精神病主要是精神分裂症、躁狂抑郁症、痴呆等严重的精神病。在我国许多地方存在的用结婚"冲喜"来治疗精神病的做法，不仅没有任何科学依据，同时也是违背《婚姻法》和《母婴保健法》的。

其实，结婚对患者来说，不论心理上、生理上都承受着巨大的压力，许多精神分裂症患者，本来病情已有相当好转，也能进行正常的社交活动。但在结婚前后，由于紧张频繁的社会活动，往往引起复发。有人认为精神分裂症患者病情稳定4年以上方能结婚，或至少要稳定2年以上时才能结婚。但是目前在精神病学界尚无一致意见。因为精神分裂症是一种长期迁延难愈的疾病，这种疾病可导致患者社会功能的严重受损，即其生活、学习、工作能力均明显受损，同时他们也丧失了对现实的辨别能力和对自己行为的控制能力，丧失了进行婚姻生活的能力，或可能造成其子女的精神疾患，因为这类患者绝大部分不能维持正常的婚姻或家庭生活，就是结婚以后也会对婚姻或家庭生活造成严重的影响。

女性精神分裂症患者的妊娠、生产，是导致精神病复发的重要诱发因素，此时患者往往难以照顾自己，不能及时注意预防有关不利因素，因此至少在发病期的女性患者不宜生育。

此外，目前认为有些精神药物对精子或受精卵有致畸及致突变的作用，精神药物还可能通过胎盘到胎儿血液循环中以及通过乳汁分泌，故医生们认为，想生小孩的患者也必须在停药3~6个月后再怀孕。这类患者生产后即需马上服药治疗，因而不能母乳喂养。

遗传是精神分裂症等常见精神疾病发病的原因之一。对有精神病家族史的人来说，其家庭成员患病的危险度比正常人群高5~10倍。父母双亲均为精神分裂症患者，则其子女的患病危险度为36%左右，比正常人群高出很多，故精神分裂症患者即使已经结婚也要尽量避免生育。尤其婚配双方均为精神病的患者，又有明显的精神病家族史的人，则不宜生育，建议其采取长效或永久性的避孕措施。

精神分裂症能"去根"吗？

精神分裂症病因复杂，至今尚未阐明。现有的治疗只是对症治疗，而不是针对病因治疗。因此，并不存在"去根"的方法。精神分裂症的治疗目标是控制症状、减少复发、延缓衰退，尽可能地恢复社会功能，提高患者的生活质量。

病因篇

◆ 精神分裂症是遗传的吗?

◆ 如何看待遗传因素在精神分裂症发病中的作用?

◆ 如何看待个性因素在精神分裂症发病中的作用?

◆ 内向性格的人是否都会得精神分裂症?

◆ 精神分裂症患者的大脑结构有异常吗?

◆ ……

精神分裂症是遗传的吗？

精神分裂症的发病与遗传有密切关系。通过对精神分裂症患者进行系统的家谱调查（调查其父系、母系3代），发现精神分裂症患者的家庭成员中，精神病的患病率比一般居民高6.2倍。有学者对65个家庭进行调查，父母双方均患精神分裂症者，其子女患病概率为35%~68%（患病概率指在人群中个体终身患病的可能性）；正常人群仅为0.86%~1%。对精神分裂症孪生子（双胞胎）的调查发现，单卵双胎的同病率（一同患病）比双卵双胎的同病率高4~6倍。将精神分裂症患者的子女自幼寄养在精神健康的父母家庭中，而将精神健康父母的子女也寄养在精神健康的父母家庭中，结果，精神分裂症父母的子女患精神分裂症和智力缺陷者占寄养子女总数的19.1%，精神健康父母的子女无一个患精神病。

如何看待遗传因素在精神分裂症发病中的作用？

不少研究提供证据表明，遗传因素是精神分裂症病因学的一个重要部分。血缘关系愈近，遗传因素的影响就愈突出。但是，一般并不把精神分裂症直接说成是"遗传性疾病"，因为其遗传方式及遗传传递方法目前尚无定论。参与神经发育的一组基因，及几种对发育产生影响的因素，会造成在成年期患精神分裂症的易感性。精神分裂症不是单基因遗传疾病，而是数个基因或数个基因组与环境相互作用的结果。临床观察资料中，有相当数量的精神分裂症患者并无家族史（家族中父系、母系3代均无精神病患者）。

如何看待个性因素在精神分裂症发病中的作用？

人的个性由兴趣、能力、气质（平时人们所说的脾气）和性格组成。而每个人的兴趣、能力、脾气和性格等都不一样，犹如千人千面，各不相同。因此，个性属于每个人的心理相貌。精神分裂症的发病，与性格、脾气有很大关系。许多学者在临床工作中注意到，精神分裂症患者中的50%~60%在得病前具有某种特殊的个性特征，其表现为孤僻、内向性格、怕羞、多疑敏感、思考问题缺乏逻辑性、好想入非非等。在精神病学中，有的学者把这种个性特征称为"分裂性人格"。根据这一现象，一般认为精神分裂症的发病与病前个性特征有一定关系。

由于精神分裂症的发病与个性有一定的关系，因此，从某种意义上说，自幼培养儿童活泼、开朗的人格特征具有预防精神分裂症发病的作用。常言道："3岁看小，7岁看老。"婴儿从出生后至学龄前（6~7岁），个性的可塑性很大，但成年以后个性就较难改变了。可见，培养良好的人格特征应在婴幼儿和儿童期下工夫。

内向性格的人是否都会得精神分裂症？

当我们强调内向性格的人易得精神分裂症时，常常有人会问：内向性格的人是否都会得精神分裂症？回答是：不一定。

精神病学认为：多年来临床观察发现，精神分裂症患者病前为内向性格者仅占全部精神分裂症患者的40%~60%，而并非100%。另外，精神分裂症病因不明，按目前研究来看，精神分裂症的发病原因极其复杂，而内向性格并不是其发病的根本原因。所以只能说内向性格的人精神分裂症的发病几率高，而不能说都会得病。如果自幼培养孩子良好的性格，则能减少精神分裂症的发病机会。

精神分裂症患者的大脑结构有异常吗？

精神分裂症较为一致的发现是脑室增大。计算机断层扫描（CT）和核磁共振（MRI）研究表明侧脑室和第三脑室增大、脑沟回增宽。但这些变化与病程长短及是否接受治疗无关。尸检研究发现精神分裂症患者尸检证明脑内存在异常，包括边缘系统和颞叶结构萎缩，杏仁核、海马、海马旁回等海马不同区域均有不同程度的体积减小。但这些异常均不是精神分裂症患者的特征性改变，也并不是所有的精神分裂症患者都存在这样的改变。

大脑内有哪些物质与精神分裂症的发病有关？

多巴胺假说是最被广泛接受的精神分裂症病因假说。抗精神病药物对多巴胺（DA）神经递质的作用得以改善精神分裂症症状支持这一假说。多巴胺神经递质由两条通路传递：中脑边缘系统通路和中脑皮质通路。近来关于在纹状体处DA释放的正电子发射断层显像（PET）研究表明，精神分裂症患者这些区域的细胞外的DA浓度较正常人群为高。有的研究者认为精神分裂症患者DA受体敏感性增高，会导致精神分裂症发病，但这一研究只有间接的证据支持。另外，精神分裂症发病还可能和5–羟色胺、谷氨酸等神经递质以及这些递质之间的平衡有关。

产科并发症和精神分裂症有什么关系？

有研究发现，产科并发症（大出血、缺氧、局部缺血性损伤）与精神分裂症的发生有一定关系。与对照组相比，患有产科并发症者其子女患精神分裂症的可能性大，且发病早、病程迁延。另外有研究发现，早产、出生时低体重、宫内病毒感染、围产期缺氧–缺血性损伤等产科风险因素与精神分裂症间也存在着一定联系。

精神分裂症发病与病毒感染等因素有关吗？

流行病学资料表明精神分裂症患者常出生在晚冬或春天。这可能与冬季易发生流感或病毒感染有关。许多研究认为精神分裂症可能与母体在妊娠第3~6个月内发生流感或其他病毒感染有关。其他的因素如母体营养不良和怀孕时Rh因子不相容，均使精神分裂症易感性增高。有的学者认为精神分裂症的发病可能与体内代谢异常而产生某种毒物使之"自体中毒"有关。还有人认为精神分裂症的发生可能与自身的免疫力变化有一定关系。

心理健康与精神分裂症的发病有什么关系？

一个人是否健康，衡量的标准有很多。近年来专家一致认为，健康的概念和定义，要包括躯体和心理（精神）两个方面。心理健康衡量的标准有很多。十八大代表、北京安定医院院长、党委副书记马辛在会议期间接受媒体采访时指出：公众心理健康程度可以依据五大国标评判标准评判。①认识自我，感受安全。评价要素是自我认识、自我接纳、有安全感。②自我学习，生活自立。评价要素是生活能力、学习能力、解决问题能力。③情绪稳定，反应适度。评价要素是情绪稳定、情绪控制、情绪积极。④人际和谐，接纳他人。评价要素是人际交往能力、人际满足、接纳他人。⑤适应环境，应对挫折。评价要素是行为符合年龄与环境、接受现实、合理应对。

也就是说，一个人对自然和社会环境有良好的适应能力，才算健康。以往较多地做了对躯体健康的科普宣传，对心理健康却讨论较少。近年来，在此方面已引起心理学家与精神病工作者的重视。临床观察提示，精神分裂症的发病与病前心理健康有着密切关系。

翁永振教授在北京某精神病专科医院，对已住院的、病史资料齐全的、家属能提供可靠情况的52例确诊精神分裂症患者进行临床观察。采用王极盛编著的《青年心理学》中的5条青年心理健康标准作为调查工具，并将这5条各划分为优、良、中、差、极差5个等级，对患者病前心理健康状况进行调查评估。结果，从每个患者在每一条心理健康标准中的得分可以看出，52例精神分裂症患者病前心理健康都存在着某些方面的问题。

他以心理健康的5个方面来观察：①智力正常；②人格完整性；③心理特征为是否和年龄相称；④人际关系；⑤尊重自己、尊重别人。结果显示如下。

（1）心理健康标准的第一条是智力　52例中其评定分数均在优和良的分数线内，提示一般精神分裂症患者病前智力水平是正常的。

（2）心理健康标准的第二条是人格的完整性　52例全部得分在中等水平以下。他们有的自幼胆小怕事，孤独内向，少与人交往；也有的表现多疑、敏感等具有较典型的分裂样人格。

（3）心理健康标准的第三条是心理特征是否和年龄相称　52例中有42例（84%）评分在中等水平以下，他们表现安静、不爱活动，与青少年活泼热情的心理特征不相符。

（4）心理健康标准的第四条是人际关系的心理适应上的低水平　这也是很突出的。52例中有47例（90.4%）人际关系的心理适应评分在中等水平以下。

（5）心理健康标准的第五条是尊重自己、尊重别人　52例中有71.1%的患者都在良好水平以上。

可见，精神分裂症的发病可能与病前心理健康状况有关，突出表现在人格的偏离、人际关系的适应不良两个方面。因此，精神分裂症患者往往自幼性格怪异，在家庭、学校和社会中容易和别人及同龄伙伴格格不入，从而人际关系紧张，进一步发展为心理冲突，成为引起发病的"精神刺激因素"。可见，提高青少年心理健康水平，是防止精神分裂症发生的重要措施之一。

心理社会因素对精神分裂症发病起什么作用？

由于单卵双生子患精神分裂症的同病率只有50%左右，说明精神分裂症的发病不是由遗传因素单一决定的，还与心理和社会因素有关。大多数患者病前性格多表现为内向、好幻想、孤僻及敏感多疑，被称为"分裂性人格"，在患者亲属中可发现类似的个性特征。病前适应不良与发病早、阴性症状、认知缺陷、社会功能不良、预后总体差有关。但很多患者的病前性格与一般人并无明显差别，而在发病后出现分裂样性格的表现，可以认为是继发性人格改变，也可以认为是残留（衰退）症状。

祖宾（Zubin）的易患性–应激模式认为，普通人群中的某些人，有精神分裂症易患性的生物学基础，在心理应激的作用下，可表现为精神分裂症的发作，心理应激是"扳机因素"；很多患者病前6个月可追溯到相应的生活事件。农村人口的患病率较城市低，被认为与人口密度低和生活比较简单有关。

在社会文化因素方面，欧美研究发现贫困阶层的患病率和发病率较高，这有两种解释：一种认为贫困阶层精神压力较大，因此容易发病，是所谓"温床"假说；另一种则认为患病影响社会和职业功能，因而沦于贫困，是所谓"漂移"假说。这两种解释一个倾向于病因，一个倾向于后果。有关研究显示，移民中精神疾病包括精神分裂症发病率较高。尽管开始时人们将其解释为移民所面临的压力较大，但后来的研究证实移民多来自那些低社会阶层人群。由于精神分裂症发病并无明显的文化及地域差异，因此，社会因素被认为是基本的病因，即社会因素所致的巨大压力使具有易感素质的人容易发病。

在我国的调查也得出类似的结果，即经济水平低、无职业的人群中，精神分裂症的患病率明显高于经济水平高的职业人群的患病率。目前研究的结果认为，并非贫困阶层的居民易于罹病，而是在这一阶层中的人群生活条件很差，接受治疗不及时和不彻底，再加上易与家人发生冲突，引起反复住院，最终造成疾病迁延不愈。因而影响着本病的是病程而非病因，从而增加了患病率。

如何看待精神分裂症的病因？

精神分裂症的病因至今未完全阐明，许多说法尚停留在假说阶段。可以肯定的是，遗传等生物学因素在精神分裂症的发病中起着主要的作用，决定了个体是否具有易感素质；而社会心理因素会和遗传等生物学因素发生交互作用，在精神分裂症的发病中的作用也不容忽视。多巴胺等神经递质的异常是最为重要的生物性原因。

精神受刺激会得精神分裂症吗？

有些精神分裂症患者在得病前遇到了负性的生活事件，如天灾人祸，或不愉快的事，有人就认为受了精神刺激一定会得精神分裂症。这种说法虽然是缺乏循证医学的依据，但不可否认，在发病前曾有精神刺激经历的精神分裂症患者可能达到44%~77%。可见，精神分裂症发病前有精神刺激者也是客观存在的。

但是在日常生活中，我们常常看到不同的人在婚姻、家庭或工作中遇到极大困难与不幸，生活艰难，命运坎坷，往往有不同的应对方式。有些人一蹶不振，有些人化悲痛为力量，仍能坚强地去克服种种困难，在逆境中生存、前进，并未患精神分裂症，这足以说明精神刺激与精神分裂症的发病并不存在必然联系。但确实也有一些精神分裂症患者是在"精神刺激"作用下而发病的。

心理学认为，心态决定命运，人格成就未来。每个人都有不同的个性。有的人性格外向，对精神打击的承受能力较强；有的人性格内向、孤僻、胆小怕事、小心眼、爱生闷气等，对精神刺激的承受能力很低。有些内向性格的人在稍不如意或微不足道的"精神刺激"下，就可能诱发精神分裂症。可见，这些人在得病以前就存在对精神刺激的易感性。也有的患者在受到精神刺激以前，就存在着精神分裂症的发病倾向，一旦受到精神刺激即诱发了精神分裂症。

我们常常看到这样的现象：同是一个家庭的同胞姊妹，其生活经历、生活环境相同，共同遇到了地震、火灾或其他突发性应急事件，性格开朗的妹妹精神正常，而性格内向的姐姐患了精神分裂症。可见，精神刺激与精神分裂症的发病关系是比较复杂的。精神刺激是外界因素，在任何人一生中都是客观存在的，但外因要通过内因来起作用。因此，从小锻炼性格，使之具有抵御外界复杂社会环境与精神刺激因素的能力，对防止精神分裂症的发生有重要意义。

值得高度关注的是，精神分裂症的早期症状不易被识别，在患者无明显诱因发病后，家庭、生活中发生的某些事件，如无理由的发脾气、冲动毁物、行为异常、自语自笑等，实际上是患者得病后由于某些病态思维等所导致的新的矛盾事件，这显然是把精神因素和疾病的因果关系弄颠倒了。还有一种情况是，有的患者在既往生活中曾遇到过较大的精神刺激时并未得病，距离发病时间已久远，难以与疾病的发生相联系。

综上所述，虽有部分患者在明确的精神刺激下发病，但也有很多精神分裂症患者发病前并没有肯定的精神刺激因素。由此可见，精神刺激因素对精神分裂症的发生只是起到诱发作用。

症状篇

◆ 精神分裂症有哪些症状?

◆ 精神分裂症的症状可以归为哪几大类?

◆ 精神分裂症可能出现的早期症状有哪些?

◆ 什么是所谓的阳性症状与阴性症状?

◆ 儿童精神分裂症有哪些表现?

◆ ......

精神分裂症有哪些症状?

精神分裂症是一组病因未明的精神病,多起病于青壮年,常缓慢起病,具有思维、情感、行为等多方面障碍,以及精神活动不协调。通常意识清晰,智能尚好,有的患者在疾病过程中可出现认知功能损害。自然病程多迁延,呈反复加重或恶化,但部分患者可保持痊愈或基本痊愈状态。

精神分裂症的临床症状十分复杂和多样。不同类型、不同阶段的临床表现可有很大差别,但均具有特征性的思维、情感、行为的不协调和脱离现实环境的特点。

根据《中国精神障碍分类与诊断标准(第三版)》,诊断精神分裂症必须首先排除器质性精神障碍,及精神活性物质和非成瘾物质所致精神障碍,并出现了非继发于意识障碍、智能障碍、情感高涨或低落的至少以下2项症状:①反复出现的言语性幻听;②明显的思维松弛、思维破裂、言语不连贯,或思维贫乏或思维内容贫乏;③思想被插入、被撤走、被播散,思维中断,或强制性思维;④被动、被控制,或被洞悉体验;⑤原发性妄想(包括妄想知觉、妄想心境)或其他荒谬的妄想;⑥思维逻辑倒错、病理性象征性思维,或语词新作;⑦情感倒错,或明显的情感淡漠;⑧紧张综合征、怪异行为,或愚蠢行为;⑨明显的意志减退或缺乏。

以上症状严重影响了患者的社会功能,患者出现社会功能减退、自知力障碍。

以上症状至少已持续1个月(单纯型另有规定)。

精神分裂症的症状可以归为哪几大类?

为了便于读者按图索骥,精神病学教材将精神分裂症的症状归纳为以下五类。

(1)感知觉障碍(可分为感觉障碍及知觉障碍)。

(2)思维障碍(可分为思维形式障碍和思维内容障碍)。

（3）情感障碍。

（4）意志与行为障碍。

（5）认知功能障碍。

此外，精神分裂症症状还可以根据症状的特点分为两大类：阳性症状和阴性症状。以下将进行详解。

精神分裂症可能出现的早期症状有哪些？

精神分裂症早期症状多种多样，与起病类型有关。病程进展缓慢者，早期症状常以神经症症状和性格改变为主，表现为内感性不适、失眠、头痛、易疲劳、注意力不集中、情绪不稳、工作缺乏热情，以及学习和工作能力下降等。精神活动逐渐变得迟钝、对人冷淡、躲避亲人并可怀有敌意，或无目的漫游、生活懒散、不守纪律和不听劝告，或性格反常、无故发脾气、敏感多疑，或沉湎于一些脱离现实的幻想、自语、自笑及无故紧张恐惧等。疾病早期还常出现困惑感，患者往往相信日常处境具有专门针对自己的特殊的、通常为凶险的意义。由于缺乏分裂症的幻觉、妄想和严重的行为紊乱，故早期分裂症和单纯型分裂症多不引人注意。

什么是所谓的阳性症状与阴性症状？

阳性症状的特点是正常功能的过度发挥或扭曲；阴性症状则为正常功能的缩减或丧失。阳性症状是以幻觉、妄想为主；阴性症状则以思维贫乏、情感迟钝或淡漠、孤僻内向、意志缺乏为主。这种区分是相对的，患者的表现可以是其中一种，也可兼有两种症状表现。1987年，Kay Fiszbein 和 Opler 经过10年的努力，编制了"阳性和阴性综合征量表（PANSS）"。该量表从妄想、概念紊乱、幻觉行为、兴奋、夸大、猜疑/被害和敌对性7个方面评估阳性症状；从情感迟钝、情绪退缩、情感交流障碍、被动/淡漠、抽象思维困难、交谈缺乏自发性和流畅性以及刻板思维7个方面评估阴性症状。

儿童精神分裂症有哪些表现？

（1）感知障碍　各种形形色色的幻觉在儿童精神分裂症中均可见到。患儿常凭空看到鬼怪和动物、不完整的人形；凭空听见奇怪的说话声音，内容多为议论他、指责他或命令他，患儿受幻听影响，可与声音对骂或自言自语；有的患儿觉得自己变丑了，反复照镜子。

（2）思维和言语障碍　儿童抽象思维能力尚未形成，思维障碍主要表现为各种形式的言语障碍，如反复说一句或几句话，反复重复说几个词，模仿别人的说话内容或词句，或缄默不语；也有的自造新词或怪句子，讲话逻辑性差，联想松散，常常使人费解。妄想症状在儿童精神分裂症中比较简单及带有幻想性，特点是幻想内容荒诞离奇与现实脱离，自身不能区分想象与真实，活动受幻想支配，自认为是幻想中的角色、沉溺其中，对客观事物漠不关心。年龄较大的青少年发病后，常常疑心父母不是亲的，为此到处寻找亲生父母，医学上称为非血统妄想。也有的患儿坚信自己是小山羊，并在地上爬、要求吃草等。

（3）情感和行为异常　表现为兴趣减少，不主动与人接触，对亲人冷淡；情绪不稳、不协调，时哭时笑或紧张害怕；行为刻板、冲动或违拗（做出与你要求相反的动作）；有的患儿兴奋乱跑、旋转身体、撞头或大喊大叫等；还有时出现仪式性动作、奇特姿势，或怪异行为等。

（4）智力障碍　精神分裂症本身不影响智力，但儿童处于生长发育期，病后因影响知识的学习而表现出智力低于同龄儿童。有的儿童精神分裂症病程进展急骤，治疗效果不佳，短时间内出现社会功能缺损与精神衰退而致智能减退。

（5）自知力缺损　不能正确地评估自身和现实环境，认识不到自己患了病，因而拒绝治疗。

（6）社会功能受损　不能适应学习生活，常表现退缩或冲动攻击。严重者生活不能自理。

（7）躯体和神经系统症状　患儿可出现身体发育迟缓、言语发育延迟、行为笨拙、肌张力异常等。大多数患儿有自主神经系统功能紊乱，如面色苍白、面部油脂分泌增多，女孩可出现月经紊乱等。

什么是感知觉障碍？

感知觉障碍包括感觉障碍和知觉障碍两部分。感觉是大脑对直接作用于感觉器官的客观事物的个别属性的反映，如：光、声、色、气味、冷、热、软、硬等。知觉是客观事物的各种属性在人脑中经过综合，并借助于过去的经验所形成的一种完整的印象，如：视觉、听觉、味觉、嗅觉等，是不同类型的感觉，知觉就是在这些感觉的综合基础上产生的。常见的感知觉障碍有错觉、幻觉和感知综合障碍。

什么叫幻觉？

人的感觉是通过人体的感觉器官接受外部相应刺激而感受到的。有些类别的精神病患者，在没有任何外部刺激的情况下，却体验到某种感觉，这称之为幻觉。如在无声的情况下，可闻及人或机器的声音。因此说幻觉是一种虚幻的感觉和知觉。

一般地说，在意识清晰时出现幻觉都提示病态。就人体感觉领域而言，常见的病态幻觉有：①幻听：患者常听到声音在命令、赞扬或辱骂、议论自己；②幻视：除可看见无意义的色彩、闪光外，常可看见令人恐惧的图像；③幻嗅或幻味：往往同时出现令人不愉快的味道；④幻触：常见的有触摸感、虫爬感、针刺感、触电感等。

幻觉症状可见于各类重性精神病，它可导致或加重各类妄想。

精神分裂症最突出的感知觉障碍是什么，有哪些主要临床表现？

精神分裂症最突出的感知觉障碍是幻觉，以幻听最为常见。精神分裂症的幻听多半是争论性的，如两个声音议论患者的好坏；或是评论性的，声音不断对患者的所作所为评头论足；或命令性的，如在医生检查患者时询问患者的姓名，声音告诉患者"别说你的真名"，患者就随口编了一个假名；或以思维鸣响的方式表现出来，即患者所进行的思考都被自己的声音读了出来。

此外，精神分裂症患者还会出现视幻觉、触幻觉、味幻觉、嗅幻觉、内脏幻觉等各种幻觉以及各种类型的知觉综合障碍。感知综合障碍较少见，其中以体形感知综合障碍稍多见，如患者认为面容虽是自己的，但已变得面目全非，可达到妄想程度。

精神分裂症的幻觉体验可以非常具体、生动，也可以是朦胧模糊的，但多会给患者的思维、行动带来显著的影响。患者会在幻觉的支配下做出违背本性、不合常理的举动，患者会在命令性幻听的影响下出现自伤、毁物或攻击他人的行为。

幻听有哪些具体表现？

幻听是幻觉中最常见的。患者可听到单调的或复杂的声音。非言语性幻听属原始性幻听，如机器轰鸣声、流水声、鸟叫声，多见于脑局灶性病变。最多见的是言语性幻听，常具有诊断意义。幻听的内容通常是对患者的命令、赞扬、辱骂或斥责，因此患者常为之苦恼和不安，并产生拒食、自伤或伤人行为。有时"声音"把患者作为第三者，内容是几个人议论患者。幻听常影响思维、情感和行为，如侧耳倾听，甚至与幻听对话、破口大骂，也可能出现自杀以及冲动毁物的行为。幻听可见于多种精神障碍，其中评论性幻听、议论性幻听和命令性幻听为诊断精神分裂症的重要症状。

典型病例：某某，男，25岁，精神分裂症偏执型。患者入院后常对医生讲听到空气中传播流言蜚语，说患者这个人不正经、手脚不干净，讲他在公司上班时，总是把单位的贵重器材偷回家，公安局要来找他，叫他立即离开上海。

幻视有哪些典型的临床表现？

幻视为常见的幻觉形式。内容也十分多样，从单调的光、色、各种形象到人物、景象、场面等。在意识障碍时，幻视多为生动鲜明的形象，并常具有恐怖性质，多见于躯体疾病伴发精神障碍的谵妄状态。在意识清晰时出现的幻视见于精神分裂症。

例如：一位精神病患者说："看到自己家的房顶上有一闪光的怪兽，它的一双绿眼睛在我家中扫来扫去，找金银财宝和维纳斯女神……"

幻嗅有哪些典型的临床表现？

幻嗅也是幻觉的一种表现形式。患者闻到一些特别难闻的气味，如浓烈刺鼻的药物气味、腐败的尸体气味、化学物品烧焦味以及体内发生的气味等，往往引起患者产生不愉快的情绪体验，常与其他幻觉和妄想结合在一起。如患者坚信他所闻到的气味是坏人故意放的，从而加强了迫害妄想，可表现为捏鼻动作或拒食，可见于精神分裂症。单一出现的幻嗅，需考虑颞叶癫痫或颞叶器质性损害。

味幻觉有哪些典型的临床表现？

味幻觉和嗅幻觉一样比较少见。通常是患者可以辨认的特殊味道，如臭味等，但多数味幻觉是患者以前接触过的、令人不愉快的味道。精神分裂症患者尝到食物内有某种特殊的怪味道，因而拒食。常继发被害妄想，主要见于精神分裂症。味幻觉和嗅幻觉常同时出现，常见于颞叶癫痫、精神分裂症等。

幻触有哪些典型的临床表现？

幻触也称皮肤与黏膜幻觉。患者感到皮肤或黏膜上有某种异常的感觉，如虫爬感、针刺感等，也可有性接触感。可见于精神分裂症或器质性精神障碍。

内脏幻觉有哪些典型的临床表现？

内脏幻觉是患者对躯体内部某一部位或某一脏器的一种异常知觉体验。如感到肠扭转、肺扇动、肝破裂、心脏穿孔、腹腔内有虫爬行等，常与疑病妄想、虚无妄想或被害妄想伴随出现，多见于精神分裂症及抑郁症。

幻觉按体验的来源可分为哪两大类？

幻觉按体验的来源分为真性幻觉和假性幻觉。

（1）真性幻觉　患者体验到的幻觉形象鲜明，如同外界客观事物形象一样，存在于外部客观空间，是通过感觉器官而获得的。患者常叙述这是他亲眼看到的、亲耳听到的。因而患者常常坚信不疑，并对幻觉作出相应的情感与行为反应。

（2）假性幻觉　幻觉形象不够鲜明生动，产生于患者的主观空间如脑内、体内。幻觉不是通过感觉器官而获得，如听到肚子里有说话的声音，可以不用自己的眼睛就能看到头脑里有一个人像。虽然幻觉的形象与一般知觉不同，但是患者却往往非常肯定地认为他的确是听到了或看到了，因而对此坚信不疑。

什么是思维形式障碍？

思维是人类认识活动的最高形式，它使人们不仅能反映由感觉器官所直接感知的事物，而且能够反映由感觉器官所直接感知的事物，能够反映出事物间的内在联系。思维的特征包括具体性、目的性、实际性、实践性、逻辑性。

思维形式方面障碍是以思维联想障碍和思维逻辑障碍为主的表现。

思维联想障碍有哪些主要表现？

思维联想障碍主要表现为联想结构和联想自主性方面的障碍。

（1）联想结构障碍 主要症状是思维散漫、思维破裂、思维不连贯。

思维散漫是思维联想结构不紧凑以及联想主题的不突出。表现为患者无论进行口头表达还是书面表达时，各层内容间以及段落间缺乏必然的逻辑联系，给人的印象是"有点东拉西扯"、中心思想不突出，使人不理解他或她到底要向别人传递什么信息。

思维破裂则是思维联想结构出现更明显障碍的一种情况。表现为患者无论在进行口头或书面表达中出现句子与句子之间缺乏必然的逻辑联系。思维破裂发展到特别明显的时候，患者的讲话和书写内容的每个句子之间均缺乏逻辑联系，旁人完全不能理解。

思维不连贯表面上与思维破裂相似，但产生的背景不同，它是在严重的意识障碍情况下产生的，患者的言语更为杂乱，语句片段毫无主题可言。如：医生在查房时，患者两手不停地在空中乱动，问之"你姓什么？"答："姓徐，各地方，在那处变成人，一条腿分几处跑，那个，好家伙，多吃点……all right，啊呀，炸弹，呼，yes……。"

（2）联想自主性障碍 主要症状是思维云集、思维中断、思维贫乏、思维被夺取等。

思维云集是指思潮不受患者意愿的支配，强制性地大量涌现在脑内。内容往往复杂多变，且出于患者意料之外，有时甚至是他所厌恶的。它往往突然出现，迅速消失。

思维中断是患者在无意识障碍、无明显的外界干扰等原因，思维过程在短暂时间内突然中断，或言语突然停顿，并不受患者意愿的支配，可伴有明显的不自主感。

思维贫乏是指思维内容空虚、概念和词汇缺乏，对一般询问往往无明确应答性反应，或仅以简单地答以"不知道""没有什么"；平时也不主动说话，患者叙述"脑子空虚，既没什么可想的，也没什么可说的"。思维贫乏往往与情感淡漠、意志缺乏相伴随出现，构成为精神分裂症的3项基本症状。

思维逻辑障碍有哪些典型的临床表现？

思维逻辑障碍常见的是病理性象征性思维、语词新作、逻辑倒错性思维、诡辩性思维。

（1）病理性象征性思维　是用无关的、不被共同理解的具体概念来代表抽象概念，不经患者解释，别人无法理解。如不穿衣服表示"光明磊落"。

（2）语词新作　是指患者自创新词、新字、图形、符号等，代表已被大家公认的概念。如患者以"尖"为心，因为他解剖过鸡的心脏是"上面小、下面大"。

（3）逻辑倒错性思维　特点是推理过程十分荒谬，既无前提，又缺乏逻辑根据，更突出的是推理离奇古怪、不可理解，甚至因果倒置。有时患者思维与现实世界完全隔绝，成为内向型思维。内向型思维的患者总是生活在主观的世界里，表现出明显地脱离现实。

（4）诡辩性思维　特点是认识内容空泛，缺乏现实意义和确切的依据，所议论的话题，常是一些想入非非的事情，患者却无限制地运用一些空洞缺乏意义的词句，长篇阔论，侃侃而谈，并拒不接受别人的批评和意见。给人一种牵强附会、似是而非进行诡辩的印象，但语句的文法结构是正确的。

思维内容障碍包括哪些，最常见的是什么？

思维内容障碍包括妄想、超价观念和强迫观念等，其中妄想是思维内容障碍中最常见、最重要的一种症状，也是许多精神疾病的主要症状。

妄想是一种病理信念，其内容与事实不符，也不符合患者的文化水平及社会背景，但患者仍坚信不疑，难于用摆事实、讲道理的方法加以纠正。

妄想是个别的心理现象，而集体的信念有时尽管不合理，也不能称为妄想，如宗教、迷信。

常见的妄想有哪几种？

常见的妄想有以下五种。

（1）被害妄想　患者坚信有人利用卑鄙手段，公开或隐蔽地迫害他、诬蔑他，如被监视、投毒或企图暗杀等。如内容广泛、荒谬、不合逻辑，多见于精神分裂症，亦可见于偏执性精神病。

（2）夸大妄想　多见于精神分裂症、躁狂症等患者。患者无中生有地认为自己已担任高官，或是有重大发明的科学家，目前也有人在身无分文的情况下把自己描绘成百万富翁、亿万富翁的。

（3）罪恶妄想　患者认为自己有严重的罪行，应当受到法律的制裁，应当受到亲友的鄙视。故常以各种方式进行赎罪，如日以继夜地劳动或拒绝进食等。常见于抑郁症和精神分裂症。

（4）嫉妒妄想　多见于偏执性精神病或精神分裂症，亦可见于更年期精神病。主要症状是怀疑乃至确认配偶有外遇，因而可产生伤害配偶及妄想中的"情敌"。

（5）关系妄想　患者认为周围人的一举一动都与他有关，是在讽刺他、刺激他、暗示他。

精神分裂症妄想有哪些主要特点？

（1）妄想内容离奇，逻辑荒谬，发生突然。妄想内容一般都与个人经历、社会和文化背景有关，有时反映了现实生活的内容。现代科学发展以来，宗教、神力、迷信的内容明显减少，代之以窃听器、电波、微波、人造卫星站等现代化仪器的控制和影响。

（2）妄想涉及的范围有不断扩大和泛化趋势，或具有特殊意义。

（3）患者对妄想的内容多不愿主动暴露，并往往企图隐蔽它。

原发性妄想、继发性妄想有哪些典型的临床表现？

妄想可分为原发性妄想（包括妄想知觉、妄想心境、妄想记忆）及继发性妄想。前者几乎只见于精神分裂症。两者的区别是妄想内容的产生是否以感知、意识、情感或其他精神障碍，或患者的特殊心理状态为基础。如患者从外地旅行回来，一下火车，突然感到环境的气氛发生了变化，周围人的神色反常并用特殊的眼光看自己，行人从身旁走过时回头看他一眼都是信号，此为典型的原发性妄想。

典型病例：某患者在上班的路上，看见对面的六楼上有人在擦窗户，当窗户晃动时使太阳的反射光照到了他自己脸上的时候，患者突然据此认为有人要加害自己，窗户的晃动是暗示自己赶快离开，于是患者立即只身"逃出"城市，逃向郊外，逃向大山，在徒步行走数天以后，饥寒交迫，犹如惊弓之鸟的他终于倒在荒郊野外，造成严重冻伤。这是妄想性知觉的表现。

一患者在早晨洗脸时的时候，突然感到一阵心慌意乱，他由此认为地球即将毁灭，于是便不顾一切地从14楼往下跳。这便是妄想性心境。

另一患者一天傍晚回家，突然想起1年前老师在布置作业时，批评过自己，由此认为老师在1年前就在蓄意谋害自己，现在自己可能危在旦夕，不如先下手为强，在谋划一夜以后的次日清晨，患者手拿小刀去刺杀老师。这便是妄想性记忆。

精神分裂症患者常见的妄想有哪些？

对精神分裂症具有诊断意义的妄想有：影响妄想、被控制感、被洞悉感、思维扩散、思维被广播等，最常出现的妄想有：被害妄想、关系妄想、嫉妒妄想、夸大妄想、非血统妄想等。据统计，被害妄想在精神分裂症的出现率为80%左右，关系妄想为50%左右，夸大妄想为39%左右。

妄想是精神疾病无可置疑的一种表现，不同的精神病，其妄想的内容、结构和发展上可以有明显的差别。妄想可使患者采取种种行为，如攻击、自伤、反复就诊、上诉等；妄想是否付诸行动，取决于患者的人格是否完整，取决于患者对妄想内容的评估。因此，明确妄想的存在，对判断是否为精神病十分重要。

被害妄想有哪些表现？

被害妄想是最常见的一种妄想。患者坚信他被跟踪、被监视、被诽谤、被隔离等。例如某精神分裂症患者认为他吃的饭菜中有毒、家中的饮用水中也有毒，使他腹泻，邻居故意要害他。患者受妄想的支配可拒食、控告、逃跑或采取自卫、自伤、伤人等行为。主要见于精神分裂症和偏执性精神病。

典型病例：某某，男，38岁，精神分裂症偏执型。患者近半年来觉得上下班的路上有好几个人装扮为便衣警察跟踪自己，说："我乘公交汽车，他们就跟着上车；我换乘地铁，他们也乘地铁；我提前下车，他们也下车……"并认为这些人在自己的办公室和家中装有微型摄像机监视自己的行动，说："他们怀疑我是特务，盗窃国家机密，吓得我不敢外出。"

关系妄想有哪些表现？

患者将环境中与他无关的事物都认为是与他有关的。如认为周围人的谈话是在议论他，别人吐痰是在蔑视他，人们的一举一动都与他有一定关系。常与被害妄想伴随出现。主要见于精神分裂症。

典型病例：某某，女，22岁，精神分裂症。患者近半年来自感痛苦，不愿与人接触，也不愿去上班，说："马路上人的一举一动都针对我，有的人看到我就咳嗽，甚至吐痰，就是看不起我、故意贬低我；有的人看到我冷笑，认为我这人没有修养、素质差；商店里的营业员对我态度也很生硬，说我这人很小气、没有派头；单位里同事也指桑骂槐，讲我这人是垃圾，看到我进办公室，故意扫地，赶我出门。"

物理影响妄想有哪些表现？

物理影响妄想又称被控制感。患者觉得他自己的思想、情感和意志行为都受到外界某种力量的控制，如受到电波、超声波或特殊的先进仪器控制而不能自主。如患者觉得自己的大脑已被电脑控制，自己已是机器人。此症状是精神分裂症的特征性症状。

典型病例：某某，男，42岁，精神分裂症偏执型。患者3年来始终感到外部有一种特殊的仪器控制自己，控制思想、言语、行为甚至包括大小便，认为自己处于"全控制"状态。当受到控制时，头脑非常难受、有紧束感，反应迟钝，不听自己指挥；四肢肌肉抽痛，背部发热难熬；早晨不让他起床，也不允许料理个人卫生。而当仪器关掉时，才是一个自由人。

疑病妄想有哪些表现？

患者毫无根据地坚信自己患了某种严重躯体疾病或不治之症，因而到处求医，即使通过一系列详细检查和多次反复的医学验证都不能纠正。如认为脑内长有肿瘤、全身各部分均被癌细胞侵犯、心脏已经停止跳动等。严重时患者认为"自己内脏腐烂了""脑子变空了""血液停滞了"，称之为虚无妄想。多见于精神分裂症、更年期及老年期精神障碍。

钟情妄想有哪些表现？

患者坚信自己被异性钟情。因此，患者采取相应的行为去追求对方，即使遭到对方严词拒绝，仍毫不置疑，而认为对方在考验自己对爱情的忠诚，仍反复纠缠不休。主要见于精神分裂症。

典型病例：某某，男，23岁，精神分裂症。患者系大学生，半年来他常去图书馆看书，发现一女同学也在看书，认为对方对自己有好感，主动写信表示自己的爱慕之心，但遭到拒绝，并将信退回。患者认为对方是在考验他，故又多次写信给这位女同学，但对方均未理睬，患者认为对方已默认。一天这位女生穿了一件红色外套，患者认为对方向自己表露一颗赤诚的心，觉得其他同学都很羡慕他们。同学告诉患者："对方已有男朋友，她根本不喜欢你。"但患者坚信这事不是真的，认为默默相爱是独特的方式，周围人是不理解的。

嫉妒妄想有哪些表现？

患者无中生有地坚信自己的配偶对自己不忠实、另有外遇。为此患者跟踪监视配偶的日常活动或截留拆阅别人写给配偶的信件、检查配偶的衣服等日常生活用品，以寻觅私通情人的证据。可见于精神分裂症、更年期精神障碍。

典型病例：某某，男，42岁，精神分裂症。患者近年来坚信妻子有外遇，认为妻子和她单位里的同事有染，经常打电话了解妻子是否上班，有时到妻子单位，在窗外张望，看到妻子与男同志讲话，回家就要盘问妻子，并叫她交代，有时甚至要检查妻子的内裤。弟弟劝告患者不要多疑，患者怀疑弟弟和妻子有"暧昧"关系。妻子在厨房烧饭和邻居打招呼，认为妻子和邻居眉来眼去，肯定有不正当关系。

被洞悉感有哪些表现？

被洞悉感又称内心被揭露。患者认为其内心所想的事，未经语言文字表达就被别人知道了，但是通过什么方式被人知道的则不一定能描述清楚。该症状对诊断精神分裂症具有重要意义。

典型病例：某某，男，28岁，精神分裂症。患者坚信有人在他身上安装了特殊的发射装置，自己头脑中想的事，周围人都知道。他说："我想去南京路，出门就看到一辆出租车就停在马路边等我；我在一家饮食店吃小笼包子，想要一碟醋，服务员就将醋送到我的餐桌上；在家我想听一首某人的歌，打开收音机，就听到她在唱'心酸的浪漫'……你们不要再问我，我的事你们都知道，对我来说没有秘密。"

内向性思维有哪些表现？

该症状是精神分裂症经典的思维障碍症状之一，主要表现是患者沉浸在自己的思维活动中，并且分不清楚主观思维和客观现实之间的界限。某患者在疾病症状得到控制后回顾，自己曾在一段时间内总是独自在想象星球大战的种种场面，一次她想到一个星球的部队将另一个星球打掉了一个缺口，自己感到很开心，因此就笑了起来。内向性思维的患者总是生活在主观的世界里，表现出明显地脱离现实。

被动体验有哪些表现？

正常人对自己的精神和躯体活动有着充分的自主性，即能够自由支配自己的思维和运动，并在整个过程中时刻体验到这种主观上的支配感。但在精神分裂症患者中，常常会出现精神与躯体活动自主性方面的问题。患者丧失了支配感，相反，感到自己的躯体运动、思维活动、情感活动、冲动都是受人控制的，有一种被强加的被动体验，常常描述思考和行动身不由己。

被动体验常常会与被害妄想联系起来。患者对这种完全陌生的被动体验赋予种种妄想性的解释，如"受到某种射线影响""被骗服了某种药物""身上被安装了先进仪器"等等。

一位患者这样表述自己的被动体验："我觉得自己变成了一个木偶，一举一动都受人操纵。想什么事、说什么话、做什么表情，都是被安排好的。最让人难受的是，我说的话、我做的事，跟我平常没什么两样，外人根本看不出来我有什么变化。只有我自己知道我已经不是我，是完全受人摆布的。"

情感就是情绪吗？

在日常生活中情感和情绪常常互相通用，情感和情绪都是指个体对现实环境和客观事物所产生的内心体验和所采取的态度。从广义上讲两者相互包容，但狭义上讲两者有些不同。在心理学中，将主要与机体生理活动相联系的、伴有明显的自主神经反应的、较初级的内心体验称为情绪，如由外伤引起的痛苦体验、精彩表演产生的愉快享受；而把与社会心理活动相联系的高级的内心体验称为情感，如友谊感、审美感、爱感、道德感等。情绪持续时间较短，其稳定性带有情境性；情感既有情境性，又有稳固性和长期性。心境指影响个体内心体验和行为的持久的情绪状态。在精神科临床中，患者的情绪障碍和情感障碍常常同时出现，很难细分。因此，临床上情绪和情感经常互相兼用。

情感障碍通常表现为三种形式，即情感性质的改变、情感波动性的改变和情感协调性的改变。

情感性质的改变有哪些表现？

情感性质的改变指患者的精神活动中占据明显优势地位的病理性情绪状态，其强度和持续时间与现实环境刺激不相适应。比如特别的兴奋，或者特别的恐惧。情感性质的改变临床表现为情感高涨、情绪低落、焦虑、恐惧。正常人在一定的处境下也可以表现这些情感反应，因此只有在情感反应不能依其处境及心境背景来解释时方可作为精神症状。

情感波动性的改变有哪些表现？

情感波动性的改变指情感的始动（启动）功能失调，表现为情感不稳定、情感淡漠、易激惹性、病理性激情、情感麻木。精神分裂症患者最常见的改变是情感淡漠。

情感协调性的改变有哪些表现？

情感协调性的改变指患者的内心体验和环境刺激及其面部表情互不协调，或者内心体验自相矛盾。常见情感倒错、情感幼稚、情感矛盾。

（1）情感倒错　患者的情感反应与环境刺激不相一致，或者面部表情与其内心体验不相符合。如遇到愉快的事情表现悲痛、痛哭流涕。多见于精神分裂症。

（2）情感幼稚　患者的情感反应退化到童年时代的水平，容易受直觉和本能活动的影响，缺乏节制。面部表情幼稚，喜忧易形于色，不能很好地适应环境变化，极易受周围环境的影响而波动。多见于癔症、痴呆。

（3）情感矛盾　患者在同一时间内体验到两种完全相反的情感，但患者并不感到这两种情感的互相矛盾和对立，也不为此苦恼或不安；而常将此相互矛盾的情感体验同时显露出来，付诸于行动，使别人难以理解。常见于精神分裂症。

精神分裂症患者的情感障碍有哪些具体表现？

虽然思维障碍是精神分裂症最突出的表现，但情感障碍也是重要表现。情感淡漠、情感反应与思维内容以及外界刺激不配合，同样是精神分裂症的重要特征。最早涉及的较细腻的情感，如对同志的关怀、同情，对亲人的体贴。患者对周围事物的情感反应变得迟钝或平淡，对生活、学习的要求减退，兴趣爱好减少。随着疾病的发展，患者的情感体验日益贫乏，甚至对那些使一般人产生莫大痛苦的事件，患者表现淡漠，丧失了对周围环境的情感联系（情感淡漠）。如亲人不远千里来探视，患者视若路人，也不能唤起患者任何情感上的共鸣。在某些病例中既有客观的情感淡漠，又有丧失情感表达能力的主观体验，但更常见是患者不知道自己丧失了情感表达能力。患者的亲朋好友发现很难与患者进行情感交流，产生挫折感和烦恼。精神分裂症患者的情感平淡或淡漠，实际上是特征性的阴性症状之一。平淡的情感可能是药源性帕金森病的表现，典型的抗精神病药物不良反应。不协调的情感通常见于以阳性症状突出的患者，例如当叙述悲伤的故事时微笑或大笑。紧张性兴奋或青春性兴奋的患者可能有古怪的行为表现或情感不稳、与环境不协调的哭笑。医生也必须对情感反应保持警惕，考虑神经学上的损害，如假性延髓性麻痹。

精神分裂症患者的情感倒错有哪些具体表现？

精神分裂症患者可见到情感反应在本质上的倒错，患者流着眼泪唱愉快的歌曲、笑着叙述自己的痛苦不幸（情感倒错）。在疾病初期，有时患者能觉察自己的情感变化，如患者说："我虽然在笑，可是心里并不感到高兴。"情感不协调是患者的情感表现与环境不一致。如一个精神分裂症患者在与医生交谈自己受到某些人的跟踪、监视，受到某种仪器的照射影响难以忍受时，尽管讲得似乎确有此事，但表现得漫不经心，也不气愤，时而还无缘无故地大笑，这种症状在临床实践中十分常见。

精神分裂症患者的抑郁情绪有哪些具体表现？

情绪是基于患者被检查时自己在情绪上如何感觉的主观反应。精神分裂症患者可能常常会有情绪低落，尤其是患者在发病前对面临的挫折有更强的洞察力；也可能会无动于衷，对他们的环境没有情感反应。总之，情绪是患者对周围事物和客观状态的一种心境体验。

抑郁情绪可以发生在精神分裂症的各个阶段，比较常见。Knights 和 Hirsch（1981）发现急性精神分裂症中65%有抑郁情绪。通常抑郁随着精神病的症状缓解而减弱，但也能持续存在，甚至在急性期过后数月内表现得更为明显。此时，抑郁症状可以是精神分裂症的症状组成部分，但不作为本病诊断的必备症状，它也可以继发于幻觉妄想症状出现。在精神分裂症恢复期出现的抑郁情绪，可以是精神分裂症的残留症状，也可以是由于个人心理状态，以及社会环境所致的心理情绪反应（精神分裂症后抑郁型），在这一类型中引起抑郁症状的因素非常复杂，需综合考虑。

意志与行为障碍的主要临床表现有哪些？

意志与行为障碍的主要表现为意志减退、行为障碍、紧张综合征等。

（1）意志减退　可以表现在多种方面，如不修边幅、不注意个人卫生；不能坚持正常工作或学习、经历缺乏；社交活动的减少或完全停止，和家人或朋友保持亲密的功能丧失。患者处于一种随遇而安的状态，对自己的现在和未来均没有任何计划和打算。

（2）行为障碍　可表现为退缩、无故发笑、独处、发呆或出现冲动行为。有的患者还可表现出表情和姿势的作态或出现紧张性木僵、被动服从、刻板言语和动作等。此外，患者的自杀行为是值得高度注意的问题。

（3）紧张综合征　最明显的表现是紧张性木僵，患者缄默、不动、违拗，或呈被动服从，并伴有全身肌张力增高。患者的姿势极不自然，如患者卧在床上，头与枕头间可隔一距离（空气枕头），也有日夜不动地闭目站立；可见蜡样屈曲，患者的任何部位可随意摆布并保持在固定位置。有时患者可出现冲动行为，即紧张性兴奋；患者行为冲动，动作杂乱、做作或带有刻板性。

常见的精神运动性抑制有哪些表现？

精神运动性抑制指患者的整个精神活动的抑制，表现为动作、行为的明显减少。常见以下几类。

（1）木僵　指患者的动作和行为明显减少或抑制，并常常保持一种固定姿势。严重的木僵称为僵住，患者不言、不动、不食，面部表情固定刻板，保持一个固定姿势、僵住不动，大小便潴留，对刺激缺乏反应。轻度木僵称为亚木僵，表现为问之不答、唤之不动、表情呆滞，但在无人时能自动进食、自动解大小便。木僵常见于精神分裂症，也见于抑郁症、反应性精神障碍及脑器质性精神障碍。

严重的木僵常见于精神分裂症紧张型，称为紧张性木僵。严重抑郁症时也可能出现木僵状态，但一般程度较轻，如与患者讲述不愉快的事，可以引起患者表情的变化（如流泪等），称为抑郁性木僵。突然的严重的精神刺激可引起心因性木僵，一般维持时间很短，事后对木僵时的情况不能回忆。脑部疾病，尤其第三脑室及丘脑部位的病变也可产生木僵状态，称为器质性木僵。

（2）蜡样屈曲　指患者静卧或呆立不动，但身体各部位却可以听人摆布，即使把它摆成一个很不舒服的位置也可以维持很长的时间，就像蜡人一样，故称为蜡样屈曲。此时，患者的意识清楚，事后患者能够回忆，只是当时不能抗拒罢了。当患者躺在床上把他（她）的枕头抽去，头部仍可悬空维持，称为空气枕头。蜡样屈曲是一种被动服从，常见于精神分裂症。

（3）缄默症　指患者缄默不语，不回答问题，有时以手示意。见于精神分裂症紧张型和癔症。

（4）违拗症　指患者不遵从要求他完成动作的指令，如要他躺下，患者却站立。患者做出与对方要求完全相反的动作称为主动性违拗；拒绝别人的要求，不去执行称为被动性违拗。有些患者甚至连口水也不咽下去，大小便也不解，称为生理性违拗。违拗常见于精神分裂症紧张型，常在木僵的基础上出现。

精神分裂症患者的认知功能障碍有哪些主要临床表现？

认知功能是指感知、思维、学习等方面的能力，是健全的中枢神经系统的基本功能。认知功能一般包括的内容有智力、超前计划能力、对外界环境正确地做出反应的能力、从周围环境获取经验的能力、解决实际问题的能力、对外界可能发生的事件的预见能力。

精神分裂症患者的认知功能障碍主要表现为认知功能的减退。具体临床表现为：智能、学习及记忆能力、注意、运动协调性、言语功能的损害。

精神分裂症的学习与记忆能力损害有哪些具体表现？

尽管精神分裂症患者不存在记忆的广泛缺陷，但在闭合性检查中显示出学习和记忆的显著异常。尤其是对词、句的连接上与正常人群相比结果更差，与积极性情感相关的语句、单词回忆上也显示减弱，这些结果都反映了精神分裂症患者认知功能差的本质。慢性精神分裂症患者对新事物的学习和短时记忆方面有显著损害，但长时记忆损害并不明显，研究提示这可能是因为短暂的海马功能异常有关。特别对精神分裂症患者的长期随访研究发现，这部分记忆受到损害的患者在社交和工作能力方面预后较差。

什么是自知力？

自知力又称内省力，指患者对其精神病状态的认识能力，即是否察觉到自己的精神状态存在异常，对自己异常的表现能否正确分析和判断。能正确认识自己的精神病理病态称为"有自知力"，认为自己的精神病理状态不是病态称为"无自知力"，介于两者之间为"有部分自知力"。

怎样判断有无自知力？

判断有无自知力有四条标准。

（1）患者意识到出现别人认为异常的现象。

（2）患者自己认识到这些现象是异常的。

（3）患者认识到这些异常是自己的精神疾病所致。

（4）患者意识到治疗是必须的。

精神分裂症患者的自知力丧失或部分恢复提示什么？

通常，精神分裂症患者在发病时对自己的精神病理状态不能做出正确的估计，不能意识到疾病前后精神活动的改变，不能认识自己病态行为与正常人的区别。因而常常否认有病，拒绝治疗。多数精神病患者的自知力不全或丧失，而神经症患者的自知力多数存在。精神病患者的自知力如能逐渐恢复，是疾病趋向缓解的主要指征之一。在临床上自知力完整程度及其变化，往往被看作判断精神疾病恶化、好转或痊愈的一个标准。自知力完全恢复是精神病痊愈的重要指征之一。且有自知力的患者能够主动配合治疗，依从性好，这对巩固疗效、防止复发有极其重要的意义。而自知力缺乏的患者往往不配合治疗、拒绝服药、不愿就医，常导致复发。

精神分裂症常见的综合征有哪些？

精神疾病往往并不是以个别零散的精神症状方式表现出来，而常以综合征（症状综合或症候群）的形式表现出来。综合征的各症状之间具有一定的内部联系或某种意义上的关联性，且常常是同时地或先后地出现和消失，对临床诊断有一定的价值。精神分裂症常见的综合征有以下几种。

（1）幻觉妄想综合征　以幻觉为主，在幻觉的基础上产生妄想，如被害妄想、物理影响妄想等。其特点是幻觉和妄想密切结合，互相补充，互相影响。

（2）精神自动症综合征　是较为复杂的综合征，它包括感知觉、思维、情感、意志等多种精神病理现象。其临床特点是在意识清晰状态下产生的一组症状，典型表现为：患者感到本人的精神活动丧失了属于自己的特性，而坚信是由于外力作用的结果。

（3）Cotard综合征（虚无妄想综合征）　患者感到自己已不复存在，或是一个没有五脏六腑的空虚躯壳。

（4）Capagras综合征（易人综合征）　患者认为他（她）周围某个非常熟悉的人是其他人的化身，多为自己的亲人如父母、配偶等。这种情况并非认知障碍，患者认为周围人的外形并无改变，或少有改变。本综合征的实质是偏执性妄想。多见于高龄的抑郁症，也可见于精神分裂症。

（5）Ganser综合征　指患者回答问题时表现出能理解问题，但作近似而不正确的回答，常伴有时间、地点和人物定向障碍。本综合征的实质为癔症性的分裂症状。临床上有两种表现，一类为假性痴呆，患者能理解语题，但回答错误，即使极简单的问题也是如此，给人以故意答错的印象，多见于癔症。另一类为童样痴呆，患者的言语与表情均似儿童，也常见于癔症，也可见于精神分裂症。

诊断与鉴别诊断篇

◆ 精神分裂症的诊断依据有哪些?

◆ 精神分裂症的病史采集包括哪些内容?

◆ 精神分裂症的体格检查包括哪些内容?

◆ 精神分裂症的精神检查包括哪些内容?

◆ 精神分裂症的辅助检查包括哪些内容?

◆ ……

精神分裂症的诊断依据有哪些?

精神分裂症的诊断是在病史、体格、精神、辅助检查、心理量表测定的基础上,对患者进行综合评估后,参照相关诊断标准进行的。精神分裂症诊断的主要依据是详细病史与精神症状,再参考发病年龄、病期、病程等,诊断时宁可从严,不可轻率从宽。

精神分裂症的病史采集包括哪些内容?

采集精神分裂症患者的病史,应注意仔细倾听知情者叙述,根据其心理特点,善于引导、客观询问并分析所得资料,以便取得全面真实的病史。主要内容包括:一般资料、病前心理社会因素、本次发作的临床表现、病程特征、治疗情况、既往史、个人史、家族史等。

精神分裂症的体格检查包括哪些内容?

对精神分裂症患者的体格检查主要包括神经系统和认知检查两个部分。全面的神经系统检查是所有检查中的重中之重,其中必须检查的项目包括步态、四肢肌力或感觉的改变、手眼协调、脑神经等。认知检查主要包括定向力、注意力、顺行性或逆行性遗忘。如果出现定向力障碍(即使急性发作期)或者经过充分的治疗后仍然存在严重持久的记忆力障碍,也要考虑可能存在神经系统障碍。

精神分裂症的精神检查包括哪些内容?

精神检查是评估患者目前精神状态的重要依据,其主要内容包括一般情况(意识、接触、定向力)、感知觉、思维、情感、意志、智能、自知力等。通过精神检查,可以明确患者的精神病性症状,对于诊断有较大的价值。常见的精神病性症状，详见本书"症状篇"。

精神分裂症的辅助检查包括哪些内容？

常用的辅助检查有以下几个方面。

（1）血液学　血常规、肝肾功能、电解质、血糖、血脂、心肌酶、甲状腺功能、乙肝病毒、梅毒抗体等。

（2）影像学　包括胸片、脑血管多普勒（TCD），必要时应进行CT、MRI、PET、SPECT断层扫描检查等，以排除脑器质性病变引起的精神障碍。

（3）其他　包括尿常规、大便常规、心电图、B超、脑电图、脑地形图、脑诱发电位、眼动、面孔表情识别、心理测验等。

什么是精神科评定量表，用于精神分裂症的有哪些？

从20世纪50年代开始，一系列的精神疾病诊断工具相继问世，即"精神科评定量表"，它借鉴了心理测定的基本理论和方法，已广泛用于精神科临床和研究之中。精神科评定量表的种类繁多，目前用于精神分裂症的评定量表大致可归纳成三类。

（1）症状量表　用以评定某类症状的严重程度。这是精神科量表中种类最多、应用最普遍的一类。

（2）诊断量表　用于诊断或鉴别诊断。有用于特定疾病的诊断和鉴别诊断的，也有与特定的分类诊断系统配套的。

（3）特殊量表　用于特定目的的量表。如不良反应量表，用以评定精神药物反应的严重程度；社会功能缺损量表，用以评定患者的社会适应功能缺陷程度；等等。

您身边的人在怎样的情况下有可能患有精神分裂症？

（1）变得孤僻少语，不愿与别人接触。

（2）经常无目的地乱走，出现一些别人无法理解的行为，甚至不知羞耻。

（3）无缘无故伤害自己，或冲动伤人，或毁坏东西。

（4）动作非常缓慢，做什么事情都很慢，甚至整天躺在床上不想动、不想说话。

（5）毫无原因地大发脾气，什么都不顾忌。

（6）哭笑无常，或独自发笑，或做怪动作、做鬼脸。

（7）话少、淡漠，对任何事都不关心，对家中亲人也毫无感情。

（8）胡言乱语，或自言自语，或说些别人听不懂的话。

（9）认为自己的脑子不受自己控制。

（10）多疑，或没有根据地认为别人害他、控制他。

（11）极不现实地吹嘘自己才智过人，或权重位高，或非常富有。

（12）乱说别人追求他，或无端怀疑爱人有第三者。

（13）听到别人听不到的声音，或乱说有人在谈论他。

（14）看到或闻到不存在的东西、气味，或尝到水里或饭里怪味、毒药味等。

（15）学习或生活、工作能力明显下降，或变得呆滞、傻乎乎的。

（16）变得衣着不整或穿戴怪异，或不知饥饱，或不知清洁。

精神分裂症的诊断系统有哪些？

目前精神分裂症的诊断标准有美国《精神障碍诊断统计手册（第5版）》（DSM-5，2013）、《国际疾病分类（第10版）》（ICD-10，ＷＨＯ，1992）和《中国精神障碍分类与诊断标准（第3版）》（CCMD-3）。DSM-Ⅳ-TR、ICD-10和CCMD-3关于精神分裂症的分类及描述大体上近似，而ICD-10更加注重描述性症状，因此DSM系统和CCMD-3系统更具有临床的实用性和易操作性。2013年5月DSM-5在全球发布，相比于DSM-Ⅳ-TR，DSM-5有较大幅度修改。2019年5月25日在瑞士日内瓦的第72届世界卫生大会，审议通过了《国际疾病分类第11次修订本》（ICD-11），计划于2022

年1月1日生效，首次将起源于中医药的传统医学纳入其中。

ICD-10的精神分裂症诊断标准如何？

（1）症状标准　具备下述①~④中的任何一组（如不甚明确常需要2个或多个症状）或⑤~⑨至少两组症状群中的十分明确的症状。

①思维鸣响、思维插入、思维被撤走及思维广播。②明确涉及躯体或四肢运动，或特殊思维、行动或感觉的被影响、被控制，或被动妄想，妄想性知觉。③对患者的行为进行跟踪性评论，或彼此对患者加以讨论的幻听，或来源于身体某一部分的其他类型的幻听。④与文化不相称且根本不可能的其他类型的持续性妄想，如具有某种宗教或政治身份，超人的力量和能力（如能控制天气，与另一世界的外来者进行交流）。⑤伴转瞬即逝或未充分形成的无明显情感内容的妄想，或伴有持久的超价观念，或连续数周或数月每日均出现的任何感官的幻觉。⑥思潮断裂或无关的插入语，导致言语不连贯，或不中肯，或语词新作。⑦紧张性行为，如兴奋、摆姿势，或蜡样屈曲、违拗、缄默及木僵。⑧阴性症状，如显著情感淡漠、言语贫乏、情感迟钝或不协调，常导致社会退缩及社会功能下降，但须澄清这些症状并非由抑郁症或神经阻滞剂治疗所致。⑨个人行为的某些方面发生显著而持久的总体性质的改变，表现为丧失兴趣、缺乏目的、懒散、自我专注及社会退缩。

（2）严重程度标准　无。

（3）病程标准　特征性症状在至少1个月以上的大部分时间内肯定存在。

（4）排除标准　①存在广泛情感症状时，就不应作出精神分裂症的诊断，除非分裂的症状早于情感症状出现。②分裂症的症状和情感症状两者一起出现，程度均衡，应诊断分裂情感性障碍。③严重脑病、癫痫，或药物中毒或药物戒断状态应排除。

CCMD-3的精神分裂症诊断标准如何？

（1）症状标准　至少有下列2项，并非继发于意识障碍、智能障碍、情感高涨或低落。单纯型分裂症另有规定。

①反复出现的言语性幻听。②明显的思维松弛、思维破裂、言语不连贯，或思维贫乏或思维内容贫乏。③思想被插入、被撤走、被播散，思维中断，或强制性思维。④被动、被控制，或被洞悉体验。⑤原发性妄想（包括妄想知觉、妄想心境）或其他荒谬的妄想。⑥思维逻辑倒错，病理性象征性思维，或语词新作。⑦情感倒错，或明显的情感淡漠。⑧紧张综合征，怪异行为，或愚蠢行为。⑨明显的意志减退或缺乏。

（2）严重标准　自知力障碍，并有社会功能严重受损或无法进行有效交谈。

（3）病程标准　符合症状标准和严重标准至少已持续1个月。单纯型另有规定。

若同时符合分裂症和情感性精神障碍的症状标准，当情感症状减轻到不能满足情感性精神障碍症状标准时，分裂症状需继续满足分裂症的症状标准至少2周以上，方可诊断为分裂症。

（4）排除标准　排除器质性精神障碍，及精神活性物质和非成瘾物质所致精神障碍。尚未缓解的分裂症患者，若又罹患本项中前述两类疾病，应并列诊断。

精神分裂症的分型有哪些？

精神分裂症在疾病的发展过程中，会形成各种以不同主导症状群为特征的亚型，不同亚型在发病形式、临床特点、病程经过、对治疗的反应和预后方面有着一定的差别。

当疾病发展到一定阶段，可按其临床占主导的症状分为若干类型。在临床上可见到部分病例从一种类型转变至另一类型，或数种临床类型的特点结合在一起。精神分裂症依据其主要临床表现可分为以下几类。

（1）偏执型精神分裂症　以幻觉和妄想为主要临床表现，起病较缓慢，发病年龄偏大，以青壮年和中年为主。该类占国内住院精神分裂症患者的50%以上，是最常见的类型。

（2）青春型精神分裂症　该型以思维障碍、情感不协调、行为障碍为主要临床表现。该型起病一般较急，发病年龄较轻，发病后对社会功能的影响较大，部分患者迅速出现精神衰退，预后较差。

（3）紧张型精神分裂症　以紧张症状群（紧张性综合征）为主要临床表现。该型较少见。

（4）单纯型精神分裂症　该型起病缓慢，发病年龄较轻，疾病早期可表现为脑衰弱综合征、个性改变等，此后主要以阴性症状为主。由于症状不典型，很难识别，且诊断该型须症状持续时间至少2年。该型治疗效果差，对患者的社会功能影响较大，在疾病后期，多数患者走向衰退，预后较差。

（5）未分化型精神分裂症　该型具有精神分裂症的一般特点，但不符合以上所描述的任何一型的特征，或为以上所描述的各型的混合。多数患者以阳性症状为主要表现，可以伴有阴性症状。

（6）残留型精神分裂症　该型为精神分裂症病程迁延的结果。患者主要表现出个性的改变和社会功能的明显受损。

（7）精神分裂症后抑郁　指在精神分裂症症状部分或基本消失患者所出现的抑郁情绪或抑郁综合征。

什么是偏执型精神分裂症?

此型是最常见的精神分裂症亚型，以妄想为主，常伴有幻觉，以听幻觉较多见。发病年龄较晚，多在青壮年或中年。起病较缓慢，病初表现为敏感多疑，逐渐发展为妄想，妄想的范围可逐渐扩大，有泛化趋势。妄想内容以关系妄想和被害妄想最为常见，其次是夸大、自罪、嫉妒、钟情、非血统、影响妄想等，大部分患者有数种妄想同时存在。偏执型患者的幻觉以言语性幻听最常见，内容多使人不愉快，如讽刺、批评、评论、威胁、命令等。患者的幻觉和妄想内容多较离奇、抽象、脱离现实，而情感和行为则常受幻觉妄想的支配。在幻觉妄想影响下，患者开始时保持沉默，以冷静眼光观察周围动静，以后疑心逐渐加重，可发生积极的反抗，如反复向有关单位控诉或请求保护，严重时甚至发生伤人或杀人。患者也可能在感到已成为"众矢之的"、自己已无力反抗的心境下，不得已采取消极的自伤或自杀行为。因而此型患者容易引起社会治安问题。患者若隐瞒自己表现或者强调理由时，往往不易早期发现，以致诊断困难。

什么是青春型（瓦解型）精神分裂症？

此型患者常在青春期急性或亚急性起病，以思维、情感、行为障碍或紊乱为主，例如明显的思维松弛、思维破裂、情感倒错，怪异行为或愚蠢行为。临床主要表现有言语增多、内容荒诞离奇，想入非非，思维零乱甚至破裂，情感喜怒无常、变化莫测，表情做作，好扮弄鬼脸，行为幼稚愚蠢，常有兴奋冲动。患者的本能活动（性欲、食欲）亢进，也可有意向倒错，如吃脏东西、吃痰、吃大小便等。幻觉生动，妄想片段，常零乱不固定，内容荒诞与患者的愚蠢行为相一致，可有离奇的象征性思维。此型病情发展较快，较易出现人格衰退，症状显著，内容荒谬，虽可缓解，也易再发。

什么是紧张型精神分裂症？

此型大多数起病于青年或中年，起病较急，病程多呈发作性。以紧张性木僵或（和）紧张性兴奋为主要表现，两种状态可单独发生，也可交替出现。紧张性木僵的突出表现为运动性抑制，轻者动作缓慢、少语少动，或长时期保持某一姿势不动；重者终日卧床、不食不动、缄默不语，对周围环境刺激不起反应，唾液、大小便滞留，两眼睁大或紧闭，四肢呈强直状，肌张力增高，可出现蜡样屈曲，被动性服从，有时可出现主动性违拗。患者在病情缓解后对所经历的事情均能回忆，一般持续数日至数周。木僵状态可在夜间缓解或转入兴奋。紧张性兴奋以突发的运动性兴奋为特点，患者行为冲动，不可理解，言语刻板，联想散漫，情感波动显著。可表现为突然起床，砸东西，伤人毁物，无目的地在室内徘徊，动作古怪作态。紧张性兴奋可持续数日或数周，病情可自发缓解或转入木僵状态。

什么是单纯型精神分裂症？

此型患者起病隐袭，缓慢发展，常在青少年期起病，以思维贫乏、情感淡漠或意志减退等阴性症状为主，从无明显的阳性症状。初期常有头痛、失眠、记忆减退等类似神经衰弱的主诉，但求医心情不迫切，即使求医也容易被疏忽或误诊，直至经过一段时间后病情发展明显才引人注意。本型症状以精神活动逐渐减退为主要表现。情感逐渐淡漠，失去对家人及亲友的亲近感，学习或工作效率逐渐下降。表现为日益加重的孤僻、被动，活动减少，生活疏懒，情感逐渐淡漠，对生活学习的兴趣越来越少，对亲友表现冷淡，行为退缩，甚至连日常生活都懒于自理。一般无幻觉和妄想，虽有也是片断的或一过性的。此型患者自动缓解者较少，在发病早期常不被注意，往往经数年病情发展较严重时才被发现，治疗效果和预后差。

什么是未分化型精神分裂症？

又名混合型或未分型，是指患者的精神症状符合精神分裂症的诊断标准，有明显的精神病症状，如妄想、幻觉、破裂性思维或严重的行为紊乱，但不符合上述亚型的特征，或为偏执型、青春型或紧张型的混合形式。

什么是残留型精神分裂症？

是指在发展期的急性症状缓解，早期的阳性症状基本消失后，尚残留片断不显著的幻觉和妄想，或有某些轻微症状，但并不严重。患者的病程迁延呈慢性，临床症状以阴性症状为主，仍可进行日常劳动。

什么是精神分裂症后抑郁？

是指当患者症状部分或大部分控制后，患者出现抑郁状态，病程可迁延。这种抑郁状态可能是本病症状的组成部分，也可能是患者在症状控制后出现的心理反应，也可能由神经阻滞剂引起。抑郁症状极少达到或满足重度抑郁发作的严重程度，但存在自杀的危险性，临床上应予重视。

精神分裂症与躯体疾病所致精神障碍有何区别？

许多躯体疾病也可出现各种精神症状，如思维联想障碍、幻觉、妄想以及行为障碍等，但躯体疾病所致精神障碍者起病急。早期也可出现意识障碍、定向障碍、幻视等症状，但这些症状是在意识障碍的背景上出现的；幻觉以恐怖性幻觉为主，且有昼轻夜重的波动性；常有相应的较特征性体征、实验室检查等方面的证据；且其躯体症状和精神症状有着平行关系，精神症状随躯体疾病的加重而加重，随躯体疾病的缓解而缓解，当躯体疾病被控制、减轻和消除以后，精神症状随之减轻和消除。精神分裂症患者急性期也可以有意识障碍，但当意识障碍减轻或消失时，精神病性症状更为明显，思维、情感与周围环境明显不协调，以此可以鉴别。

精神分裂症与脑器质性精神障碍有何区别？

许多脑器质性精神障碍也可以出现各种精神分裂症样症状，但脑器质性损害在临床症状、神经系统体征、实验室检查方面有特征性异常，如意识障碍、智能障碍、记忆障碍、神经系统的异常体征以及脑影像学（CT、MRI）、血及脑脊液常规、生化、脑电生理（脑电图、脑地形图）等方面的异常。此外，脑器质性精神障碍所出现的精神症状随着中枢神经系统病变的加重而加重，当中枢神经系统病变缓解或消除后，精神症状随之消失。而精神分裂症一般无意识和智力障碍，再结合辅助检查，可资鉴别。

精神分裂症与分裂型障碍有何区别？

分裂型障碍以类似于精神分裂症的古怪行为以及异常思维和情感为特征，但在疾病的任何时期均无明确和典型的精神分裂症性表现，无占优势的和典型的障碍，一般没有幻觉和妄想，为慢性病程，病情波动，偶尔可发展成精神分裂症。分裂型障碍起病隐匿，其演化和病程往往类似于人格障碍。本症在精神分裂症患者的亲属中更为多见，有研究者认为它是精神分裂症遗传"谱"的一部分。

精神分裂症与分裂样精神病有何区别？

两者的临床表现相同，但分裂样精神病起病急而病程短，持续时间不到1个月；症状或缺陷持续6个月以上则提示为精神分裂症。需要强调的是，分裂样精神病也可发展为精神病性心境障碍，如双相或分裂情感性障碍，明确诊断以及对症治疗往往要进行纵向观察，并注意病情变化以防精神病性症状复发。

精神分裂症与偏执性精神障碍有何区别？

偏执性精神障碍是一组疾病的总称，包括偏执狂、偏执性精神病或偏执状态，其共同特点是以长期持续的妄想为主要临床症状，其妄想具有逻辑性、系统化特点，行为和情感反应与妄想观念相一致，无精神衰退，智能保持良好。精神分裂症偏执型有时需要与偏执性精神障碍相鉴别，但后者往往病前有心理社会因素的基础，具有特殊的性格缺陷，表现出主观、固执、敏感、多疑、自尊心强、自我中心和自命不凡的特点；其妄想是在对事实片面评价的基础上发展起来的，妄想内容系统固定，难以改变，且具有一定的现实性，常见被害、嫉妒、夸大、钟情等妄想，不经了解难辨是非；思维始终保存条理性和逻辑性，情感和行为与妄想内容相一致；抗精神病药物往往是无效的，但现实环境改变后可减轻；患者整个精神活动与外界环境较协调，外表难以分辨其病态，不具有分裂特色，患者仍能参加工作，社会生活也维持得较好，无精神衰退。而精神分裂症起病原因不明显，其妄想是以原发性妄想为主，一般都是片断的，对象也不专一，既无系统且又荒谬，也不做推敲或考验，有逐渐泛化的趋势；常出现其他一级症状，如幻觉；精神活动与外界环境不协调；其社会功能明显受损，随病程的迁延而导致精神衰退；抗精神病药物治疗有效。

精神分裂症与心境障碍有何区别？

心境障碍患者如躁狂症和抑郁症者也可出现精神病性症状，如幻觉、妄想等，但其是在情绪高涨或低落的情况下出现的，与周围环境有着密切的联系。而精神分裂症的精神病性症状不是在情绪高涨或低落的背景下产生，患者表现为情感与自身思维、行为等方面的不协调以及和外界环境的不协调。心境障碍患者与外界有相对较好的接触，而精神分裂症患者一般与外界接触较差。

精神分裂症与抑郁发作有何区别？

抑郁发作的核心症状包括心境或情绪低落、兴趣缺乏以及乐趣丧失。精神分裂症的早期常出现抑郁症状，或在精神分裂症恢复期出现抑郁，类似于抑郁发作。鉴别要点如下。

（1）精神分裂症患者出现抑郁症状，其情感症状并非是原发症状，而以思维障碍和情感淡漠为原发症状。

（2）精神分裂症患者的病程多数为发作进展或持续进展，缓解期常有残留精神症状或人格缺损；而抑郁发作是间歇发作性病程，间歇期基本正常。

（3）病前性格、家族遗传史、预后和药物治疗的反应有助于鉴别。

（4）大多数精神分裂症患者情感反应是平淡而非抑郁，但伴有抑郁症状的精神分裂症并不少见。

（5）伴有精神病性症状的抑郁症也常常存在并构成一独立的诊断类别。

（6）抑郁症所伴随的精神病性症状不带有精神分裂症的症状特点，如妄想的荒谬离奇，各种妄想同时存在而相互矛盾，评论性、争论性幻听内容，等等。

（7）精神分裂症的紧张型患者在木僵状态时，表现为运动性抑郁，患者动作缓慢、少语、少动、终日卧床，甚至缄默不语，对周围环境刺激不起反应，此时应与抑郁症相鉴别。抑郁症患者活动减少，严重时可以达到亚木僵或木僵状态，此时患者思考问题困难、动作极度缓慢，外表与紧张性木僵十分相似，但两者的情感障碍和与环境的接触有本质的不同。抑郁症患者的情感是低沉的而不是淡漠，在医生的耐心询问下，仍可得到一些应答性反应，回答虽缓慢简短但切题；患者表情动作虽然缓慢困难，但流露忧心忡忡的眼神和欲语而难以表达的表情，显示患者与周围人仍有情感上的交流。紧张性木僵患者不管医生用什么办法，尽多大努力，均不能引起患者情感上的共鸣或应答反应，患者表情呆板淡漠无情，有时可有违拗。

精神分裂症与躁狂发作有何区别？

躁狂发作的典型临床症状是情感高涨、思维奔逸和活动增多。临床表现较轻者称为轻躁狂。患者可存在持续至少数天的情感高涨、精力充沛、活动增多，有显著的自我感觉良好，注意力不集中也不能持久，轻度挥霍，社交活动增多，性欲增强，睡眠需要减少，有时表现为易激惹、自负自傲、行为较莽撞，但不伴有幻听、妄想等精神病性症状，病情较重时可伴有精神病性症状。多数情况下，精神病性症状是在情感高涨的背景下产生的，与患者的心境相协调，但有时也会出现一些与当前心境不协调的短暂幻觉、妄想等症状。急性起病的精神分裂症患者表现为兴奋躁动、易怒甚至伤人毁物、言语增多，此时与躁狂患者相类似。两者鉴别要点如下。

（1）精神分裂症出现的精神运动性兴奋，其情感症状并非原发症状，而是以思维障碍和情感淡漠为原发症状；躁狂患者则以心境高涨为原发症状。

（2）精神分裂症患者的思维、情感和意志行为等精神活动是不协调的，常表现为言语零乱、思维不连贯、情感不协调及行为紊乱，患者表现出的兴奋症状与环境格格不入，与患者自身的情绪和思维也不协调，情绪基调不是高涨而是表现为愚蠢的傻乐，无法让他人产生共鸣。躁狂发作患者兴奋话多，情绪高涨，言语夸大、生动，且富有感染力，情感反应与思维内容相一致，与周围环境协调配合，即使是有幻觉，也通常与其心境保持一致，患者与周围环境接触主动，洞察反应敏捷。精神分裂症患者虽然表现兴奋话多、动作增多，但往往是无目的的、与周围环境不相一致的单调刻板的动作，患者的思维不连贯，行为是紊乱性地增多，不伴有情感高涨，患者与周围环境接触差，情感反应与环境不协调，且动作刻板、单调。

（3）精神分裂症的病程多数为发作进展或持续进展，缓解期常有残留精神症状或人格缺损；而躁狂发作是间歇发作性病程，间歇期基本正常。若躁狂患者过去有类似的发作而缓解良好，或用情绪稳定剂治疗有效，应考虑为躁狂发作。

（4）病前性格、家庭遗传史、预后、药物和治疗反应均可有助于鉴别诊断。

精神分裂症与分裂情感性精神病有何区别？

分裂情感性精神病是指一组有典型的抑郁或躁狂病相，同时具有精神分裂症症状的精神障碍。这两种症状同时存在、同样突出，或在病程中先后出现，常有反复发作。本病可有诱发应激因素，病前个性无明显缺陷，多急性起病，病程呈间歇发作，症状缓解后不留明显缺陷。部分患者可有分裂症、情感障碍家族史，发病年龄以青壮年多见，女性多于男性。

精神分裂症与急性短暂性精神病有何区别？

急性短暂性精神病是一组起病急骤且有明显发病诱因，以精神病性症状为主的短暂精神障碍。患者主要表现为行为、思维紊乱，可伴有片段幻觉或多种妄想、多种幻觉，妄想的内容离奇，日常生活与社会功能可部分损失或严重受损。但经过系统治疗后，这类患者多数症状可迅速缓解或基本缓解。

精神分裂症与急性应激障碍有何区别？

急性应激障碍是以急剧、严重的精神因素作为直接原因，在受刺激后立刻发病。主要表现为有强烈恐惧体验的精神运动性兴奋，行为有一定的盲目性，部分患者伴有轻度意识模糊；症状内容反映精神创伤的情感体验，情绪反应色彩浓厚，既往无类似发作；患者常主动诉说自己不幸遭遇，以求得到周围人的支持与同情，主动接受治疗，其症状可随精神因素的解除或环境改变而逐渐消失；病程较短，预后好，一般不会复发。部分精神分裂症患者虽然可以在精神创伤的影响下发病，开始的精神症状与刺激因素有关，其情感活动带有心因色彩；但随着病情的进展，其幻觉和妄想的内容与受刺激因素越来越远，无内在联系，日益脱离现实，结构和逻辑推理性越来越趋向荒谬；患者不主动暴露其内心体验，对病态体验也缺乏相应的情感反应，并逐渐出现分裂症的其他症状；患者病程持续、迁延，一般没有意识障碍，有明显的思维散漫或思维破裂、情感淡漠、意志缺乏等特征。

精神分裂症与人格障碍有何区别？

人格障碍是指人格特征明显地偏离正常，使患者形成了一贯性的异常行为模式。这种模式显著偏离特定的文化背景和一般认知方式（尤其在待人接物方面），明显影响了患者的社会与职业功能，造成社会适应不良，患者为此感到痛苦，并已具有临床意义。人格障碍在人群当中有较高的患病率（2%~10%），与其他精神疾病伴发或共患的机会也较多（10%~20%），形成原因仍不清楚，可能是生物学、心理学以及社会文化等多方面因素综合起作用的结果。包括分裂样人格障碍、强迫性人格障碍、表演型人格障碍、冲动型人格障碍、偏执性人格障碍及反社会型人格障碍等。人格障碍经常误诊为精神分裂症的是分裂样人格障碍、偏执性人格障碍或混合型人格障碍。与精神分裂症鉴别要点如下。

（1）18岁前往往有行为品行问题或障碍。

（2）可能存在心理、家庭或社会因素。

（3）起病时间很难具体到月，说明是逐渐形成的；而分裂症的起病时间一般能具体到月。

（4）病史中很像妄想，深入检查是情绪、行为障碍的表现。

（5）往往具有诱发出的不顾后果的冲动行为。

（6）初期家属、患者往往不认识此种人格障碍，后期患者也感到痛苦。

（7）数年后仍无典型的分裂症症状。

（8）抗精神病药物是不能治愈的。

（9）很少查到持续性的幻觉及妄想，可出现狂妄、偏执、好诉讼性特征，但并非是原发性妄想。

精神分裂症与神经症有何区别？

在精神分裂症早期，有些患者可以出现神经衰弱症状，如失眠、易疲劳、记忆力下降、注意力不集中、工作和学习效率下降以及焦虑、强迫症状等。但神经症患者的现实检验能力完全存在，自知力完整，对自身躯体和精神方面的变化极为关注，积极寻求并配合治疗，有的患者甚至对自己的病情出现过分担心的情况；而精神分裂症早期的患者对自己的躯体和精神方面的变化不够关心，不积极寻求治疗，勉强去治疗时也表现治疗依从性差。此外，神经症患者没有人格改变，也不会出现精神分裂症早期患者可能出现的片段性思维、行为障碍。

精神分裂症与神经衰弱有何区别？

神经衰弱是一类以精神容易兴奋和容易疲乏，常有情绪烦躁和心理生理症状的神经症性障碍。这些症状不能归因于躯体疾病、脑器质性病变或其他精神疾病，但病前可存在持久的情绪紧张和精神压力。部分精神分裂症患者，特别是以阴性症状为早期表现者，早期可出现头痛、失眠、无力、迟钝、易疲劳、记忆减退、注意力不集中、情绪不稳定等类似神经衰弱症状。但早期精神分裂症患者诉说病情时简短不主动，无相应的情感反应，对治疗要求也不迫切，若仔细追问病史、详细了解病情，则可发现这些患者早已有对环境兴趣减少、情感迟钝、行为孤僻或思维离奇等症状；而神经衰弱患者的自知力是完整的，患者完全了解自己的病情变化和处境，诉说病情时主动详尽，有时还对自己的病情作出过重的估计，情感反应强烈，积极要求治疗。

精神分裂症与强迫症有何区别？

部分精神分裂症的早期阶段以强迫症样症状为主，如强迫观念和强迫动作，此时需要与强迫症鉴别。经详细询问病史及随访观察，可发现精神分裂症的强迫症状具有内容离奇、前后矛盾荒谬和不可理解的特点，自知力一般不完整，缺乏强迫症应有的焦虑情绪，患者摆脱强迫的愿望不强烈，为强迫症状纠缠的痛苦体验也不深刻，对治疗要求并不迫切，这些都与强迫症不同；随着病程的进展，精神分裂症特征性症状逐渐显现，情感反应日趋平淡，这些与强迫症有区别。后者的症状较单一，对疾病的焦虑情绪显著，人格保持完整，对治疗要求十分迫切。

精神分裂症与精神发育迟滞有何区别？

精神发育迟滞指一组精神发育不全或受阻的综合征，轻度精神发育迟滞患者，长至成年后虽能从事一般简单体力劳动，但社交能力差，工作效率低，情感不活跃，行为较幼稚甚至会发生愚蠢性犯罪行为，有时被误诊为精神分裂症。若能收集详尽病史，了解从婴幼儿时期起智力发育迟缓情况，并结合智力测验，则有助于鉴别。

什么是儿童精神分裂症及其诊断依据？

精神分裂症是一种比较常见而严重的精神疾病，它也可能在少年儿童期发病，当这一疾病发生在这一时期便称为儿童精神分裂症。儿童精神分裂症诊断的主要指征如下。

（1）症状标准　具有精神分裂症的基本症状，以思维联想障碍、情感障碍为主要特征，并与相应年龄行为的活动表现有明显异常和不协调，同时至少有下列症状之一。①思维贫乏，联想散漫或破裂，思维内容离奇，有病理性幻想和妄想。②情感淡漠，孤独退缩，兴趣减少，自发情绪波动，无故哭笑或焦虑恐惧。③意识清晰情况下，出现有感知障碍、行为紊乱、精神运动兴奋、作态、违拗或迟钝少动。

（2）严重标准　适应能力明显受损，与大多数同龄正常儿童相比明显异常，包括在家庭、学校各种场合下的人际关系、学习表现、劳动和自助能力的变化和缺陷。

（3）时间标准　病程至少持续1个月。

（4）排除标准　排除脑器质性精神障碍、躯体疾病所致精神障碍、情感性精神障碍和发育障碍。

儿童精神分裂症往往潜隐起病、缓慢进展、症状不典型，诊断比较困难，尤其年龄小的患儿，故须细致检查和深入观察。并须与儿童孤独症、精神发育迟滞、多动障碍、品行障碍以及器质性精神障碍等相鉴别，以免误诊或漏诊。

儿童精神分裂症有哪些特点？

儿童精神分裂症的症状表现与成人大体相似，但由于患者的生理和心理发育尚处于未成熟阶段，故具有一些心理特点，如语言表达能力较差、词汇量较少、注意不容易集中、对医生违拗或过分顺从、害怕住院而不愿说出症状等，这些不但造成诊断困难，也增加了评价药物治疗效果的难度。此外，儿童少年期患者与成人患者对于抗精神病药的药物动力学不完全相同，如神经递质–受体的敏感性有差异等，因此在治疗时也要加以注意。

怎样早期识别儿童精神分裂症？

由于心理年龄特征的影响，儿童精神分裂症的症状有别于成年期的表现，早期不易识别。患儿早期表现多样，有的是学习注意力不集中，上课发呆发愣，学习成绩、学习效率明显下降；有的表现为言语及活动减少，与同学亲人关系疏远，精神紧张不安、胆小恐惧、敏感多疑，同学们在一起说话、逗笑以为是取笑他学习不好、脑子笨；父母说话也被怀疑是在说自己，甚至怀疑他们不是亲生父母；有的早期表现为怕脏，觉得嘴里进了脏东西而不停地吐唾沫，怕得病而反复洗手洗脸；或做完什么事以后总觉得没有做好而反复检查，有的感觉自己没系好裤带或衣服没穿好，反复检查核对本来已写好的作业；有的则抛弃学业、终日沉湎于"研究"不现实的"学问"，或空谈政治、哲学，妄自夸大自己的才能和能力。

出现以上情况时应引起家长和教师的注意，及时辨别，及早治疗。幻觉和妄想是在儿童少年期的精神分裂症者中比较常见的症状，以视幻觉和听幻觉比较多。幻视内容多为可怕、古怪、丑陋的面孔；幻听则以听见同学、老师或父母批评、议论、威胁居多。细心的家长经过仔细观察，及时发现了孩子的病证，并积极配合医生予以治疗，可有效缓解病情。

儿童精神分裂症与成人精神分裂症有何不同？

（1）起病形式比成年人更复杂　在医生询问病史时，家长经常说不清患儿是从什么时间起病。

（2）早期症状不易发现　儿童处于迅速的心理发展时期，因此心理活动极不稳定，加上儿童的语言表达能力差，因此许多早期症状易被忽视。

（3）临床症状不典型　儿童的心理过程及心理内容都处于生长发育阶段。因此，临床症状都不像成人那样以特征性的思维障碍表现出来，而是常以情感不协调、行为退缩或怪异为特点，严重时可表现出鲜明生动的幻觉、离奇的幻想，比如患儿确信自己是孙悟空或某种动物，并和动物说话，而很少有系统的妄想。

（4）自知力判断困难　自知力往往是判断精神分裂症严重程度及疗效的重要指标之一。然而，儿童心理活动不稳定，表达能力有限，因此对自知力的了解非常困难，而且表现形式上与成人也有很大区别。

（5）诊断与治疗困难　目前国内外缺少专门用于儿童精神分裂症的诊断标准，因此只能参照成人的诊断标准。所以，明确诊断有时需要有一个诊断过程。此外，儿童处于心理、智能的迅速生长发育阶段，同时也是人格发展形成阶段，因此又须与孤独症、精神发育迟滞及神经系统的疾病相鉴别，这种鉴别有时很困难。同样，治疗也受到儿童生长发育特点的影响，因此治疗儿童精神分裂症的难度也比成人要大。

儿童精神分裂症与孤独症有何区别？

孤独症患者可伴有一些精神病性症状，两者容易混淆。其鉴别要点在于：孤独症是从幼年期以前起病，也可能出生以后就显示出心理发育迟滞，以社会交往、语言等方面发育问题为主要临床表现，药物治疗对这些症状效果不明显；儿童精神分裂症患者起病年龄多在学龄期以后，主要表现为幻觉、思维破裂、思维不连贯（语词杂拌）及妄想等精神分裂症的核心症状，病程可有自发波动与缓解，多有家族史，患儿的语言和智力发育正常，抗精神病药物可以有效改善临床症状。

儿童精神分裂症与精神发育迟滞有何区别？

儿童精神分裂症的精神症状会影响患者正常的学习、生活、人际交往等社会功能，也可能学习成绩低下、淡漠、对周围环境接触及适应不良，但患儿的病前智力正常，有起病、症状持续及演变等疾病过程，有确切的精神病性症状。根据这些特点可与精神发育迟滞相鉴别。

儿童精神分裂症与多动症有何区别？

儿童精神分裂症早期可能表现为不遵守学习纪律、活动过多、上课注意力不集中、学习成绩下降等，容易与多动症混淆。但精神分裂症患者一般发病较晚，多出现在学龄期以后，随着病程的进展，会逐渐出现其特殊症状，如幻觉、妄想、情感淡漠、孤僻离群、行为怪异等，大约有半数左右的患儿有精神病家族史，据此与多动症相鉴别。鉴别困难者可试用利他林等中枢兴奋剂，精神分裂症患儿服用后症状会明显加重，多动症者则迅速控制改善，效果完全不同。

儿童精神分裂症与发育障碍有何区别？

儿童精神分裂症患者因精神病理的影响，以致不能适应学校学习，导致学业成绩不良，可能被误认为是发育障碍。可是，儿童精神分裂症患者常表现思维障碍、幻觉妄想、行为异常等，并非仅言语和语言异常而已，据此可将两者进行区别。

儿童精神分裂症与品行障碍有何区别？

儿童精神分裂症患者在病前、病初和病后可以有明显的行为紊乱，有时甚至以这些表现为主要症状，故有时会被误认为品行障碍。但这仅仅是其临床表现的一部分，患者还具备精神分裂症的基本症状，如幻觉、妄想、思维障碍、感知觉障碍和语言异常等，经过抗精神病药物治疗，包括行为在内的各种症状均会减轻或完全消失。

儿童精神分裂症与强迫症有何区别？

儿童强迫症是强迫症的一类，是一种明知不必要，但又无法摆脱，反复呈现的观念、情绪或行为。在儿童期，强迫行为多于强迫观念，年龄越小这种倾向越明显。本症多见于10~12岁的儿童，患儿智力大多正常。

儿童精神分裂症早期可有强迫症表现，但内容逐渐变得荒谬不可理解；无焦虑、痛苦等相应的情绪反应；自知力差，不积极要求治疗或否认有病而拒绝治疗；渐渐伴随出现明显的离群退缩、情感淡漠的特点；随着病程的进一步发展，会出现思维联想障碍和妄想、幻觉。这些都比较容易鉴别。

儿童精神分裂症与儿童情感性精神病有何区别？

儿童情感性精神病特别是躁狂症，出现幻觉、妄想，容易误诊为精神分裂症。但在儿童精神分裂症患者中，个性改变较突出，其情感障碍是继发的，幻觉、妄想等精神症状与情感障碍不相协调，再结合缓慢发病的病史及家族史，则可与之鉴别。

什么是老年精神分裂症？

迄今为止，老年精神分裂症的概念尚未统一，在老年期首发病者，为一般意义上的老年精神分裂症。Roth将60岁以上的老年人发生的精神分裂症称为晚发性妄想痴呆，Guiland、陈学诗认为老年精神分裂症应当包括青中年起病而反复发作或持续到老年的精神分裂症，史鸿璋将初次发病于60岁及60岁以上的老年人精神分裂症称之为老年精神分裂症，然而更多的学者所称的老年精神分裂症是起病于40岁或45岁以后的晚发性精神分裂症。

老年精神分裂症患病率存在较大的性别差异，大多数研究资料显示女性高于男性，男女之比为1∶2~12。Mameros和Deister报道在首次住院的208例精神分裂症患者中，60岁以上发病者85%为女性。Rabins报道35例50岁以上患者中，男女比例为1∶11，陈学诗（1987）的报道为1∶3.6。

老年精神分裂症有哪些类型？

老年精神分裂症很少见，尤其在60岁以后首次发病者更少。此病可分为三种类型：

（1）以往有分裂症　晚年仍保持有发作特点，但症状常减轻，当有诱因时，可加重。

（2）晚发性分裂症　即60岁以后第一次出现精神症状，具有性感妄想、性感幻觉障碍，但发作时间短，妄想和幻觉常在晚间明显。

（3）缓慢进行性连续型　发病日期很难确定，既往可能有神经症或类似人格变态的表现。一般来说，妄想在进入老年期以前便已形成，整个病程时间较漫长。

老年精神分裂症有哪些特点？

老年精神分裂症患者女性比男性为多，思维障碍相对缺乏，阴性症状较少，临床以持续的偏执观念为主要特征，思维松弛、情感不协调比年轻人少见。结局研究提示，许多老年精神分裂症患者长期住精神病疗养院，这些患者病前适应能力差，起病年龄小，阴性和认知症状重。

老龄化对老年精神分裂症有哪些影响？

老龄化是一个生物学过程，它影响业已存在的精神分裂症，使人驱动力减低，性格趋于安静，缓和情感色彩的成分。老年人的感觉功能损害，可使老年人出现多疑、听觉和视觉损害，可加剧业已存在的精神分裂症症状。

老年精神分裂症与老年性痴呆有何区别？

老年性痴呆是指老年老化程度超过生理性老化，或过早老化，致使脑功能障碍，引起获得性、持续性智能障碍。在无意识障碍的情况下，有记忆和认识功能障碍，伴有言语、视空间技能、情感或人格改变，并影响其社会活动。老年痴呆症是老年人脑部功能失调的一种表现，是以智力衰退、行为及人格变化为特征。典型临床症状包括有记忆力、抽象思考、定向力障碍，同时伴有社会活动能力减退。精神分裂症的特征是思维和感情方面极度的紊乱，影响到语言、思维、行为、感知和自我意识。通过认知心理测验、记忆测验，并结合病史、家族史等，可进行鉴别。

老年精神分裂症与偏执性精神病有何区别？

40岁以后发病的精神分裂症需要与偏执性精神病相鉴别，两者情感障碍和妄想结构的不同具有重要的鉴别意义。偏执性精神病的情感症状以焦虑为特征，妄想内容具体、现实，涉及的范围比较固定，一般无泛化的趋势。这些都有助于鉴别诊断。

老年精神分裂症与反应性精神病有何区别？

在强烈的精神创伤影响下直接发病的精神分裂症患者，在疾病早期存在许多心理因素的色彩，此时需要进行鉴别。精神分裂症随着病情的发展，妄想和情绪反应的内容离精神因素越来越远，日益脱离现实，在结构和逻辑推理上越来越荒谬；患者不主动暴露其内心体验，缺乏相应的情感反应；不能随着刺激因素的解除而缓解，心理治疗的态度被动，且疗效较差。这些都有助于鉴别诊断。

老年精神分裂症与情感性精神障碍有何区别？

情感性精神障碍，尤其抑郁症，是老年期常见的精神障碍。老年人由于特定的生理、心理和社会因素的存在，情感症状存在于老年精神分裂症的整个病程中，因此，应与情感性精神障碍相鉴别。情感性精神障碍中偏执症状的特点是：多发生在急性发病期，幻觉及妄想内容零星而散在，呈一过性，与情绪背景相一致，妄想与情绪背景相消长，妄想内容与发病诱因有一定联系；严重情绪抑郁时，可能活动减少、呈亚木僵或木僵状态，外表与紧张性木僵极其相似。但紧张性木僵患者不管医生用什么办法、尽多大努力，均不能引起患者情感上的共鸣或应答，患者表情呆板、淡漠无情，有时可伴有违拗。急性起病的精神分裂症患者可能表现出兴奋、话多，但不伴有情感的高涨，与环境接触不良，情感变化与环境不协调，动作表现单调、刻板。

老年精神分裂症与脑器质性精神障碍有何区别？

脑器质性病变常可出现分裂样症状，因此，老年精神分裂症应与老年期脑器质性精神障碍相鉴别。脑器质性精神障碍多具有智能障碍和神经系统阳性体征，以资鉴别，CT、MRI、EEG、SPECT、ECT等检查更有助于鉴别诊断。

老年精神分裂症与躯体疾病所致精神障碍有何区别?

老年人常发生躯体疾病,易诱发老年期谵妄,在意识障碍的背景上可出现一过性的幻觉、妄想,有时与老年精神分裂症容易混淆。往往谵妄患者的幻觉妄想是片段而零散的、内容多变,且在意识清晰后,精神症状也随之消失,其固有的躯体症状及体征更有助于鉴别诊断。

治疗篇

精神分裂症有哪些治疗方法?

精神分裂症患者要接受及时的、长期的治疗,分为急性期治疗、巩固期治疗及维持期治疗。目前,精神分裂症的治疗方法有以下几种。

(1)药物治疗 即抗精神病药物治疗。抗精神病药物是指一组用于治疗精神分裂症及其他精神病性精神障碍的药物。这类药物,在通常的治疗剂量时,能有效地控制精神病患者的精神运动性兴奋、幻觉、妄想、敌对情绪、思维障碍和奇特行为等精神症状,但不影响意识和智能。

(2)改良电抽搐疗法 首次发病的精神分裂症患者,对抗精神病药物治疗反应差者,可辅以电抽搐治疗。每周2~3次,8~10次为1个疗程。

(3)心理社会干预 心理社会干预是所有精神分裂症患者治疗所需的一个基本要素。因为精神分裂症是一种对于每一个心理和功能领域具有实质性影响的复杂疾病,对于精神分裂症的综合治疗手段必然可以解决广泛领域的问题。常用的方法包括支持性心理治疗、认知治疗、技能训练、集体心理治疗、家庭治疗、行为治疗及音乐治疗等。

精神分裂症的治疗可分为哪些阶段?

一般来说,精神分裂症需要长程治疗,一般可以分为急性期、巩固期及维持期的治疗三个阶段,各阶段的治疗又有其不同的特点。

(1)急性期治疗 急性期患者临床症状鲜明,以阳性症状、激越冲动、认知功能受损为主要表现。宜采取积极的强化性药物治疗,争取缓解症状,预防病情的不稳定,药物治疗的疗程至少4~6周,逐渐加到治疗剂量。给予适当的支持性心理治疗,以住院治疗为宜。

(2)巩固期治疗 也称为恢复期治疗,仍以药物治疗为主,以原有效药物、原有效剂量继续巩固治疗,疗程至少4~6个月。治疗场所可继续住院结合试出院适应社会环境,或出院定期门诊随访。

(3)维持期治疗 也称为康复期治疗,根据个体情况,确定是否减少剂量，把握预防复发所需剂量；疗效稳定、无不良反应者尽量不换药。此期疗程视患者个体情况，一般不少于2~5年，第二次复发者则考虑终身服药。

抗精神病药物治疗有哪些原则？

（1）一旦明确诊断，即开始药物治疗。一般推荐非典型抗精神病药物如利培酮、奥氮平、喹硫平等作为一线药物选用，氯氮平作为二线药物使用。

（2）个体化治疗 个体对抗精神病药物的治疗反应存在很大差异，通常治疗方案都应考虑性别、年龄、身体情况、是否同时使用其他药物、首发或复发、以往用药情况和目前病情特点、药物不良反应、患者及家人的喜好及按经济能力选择药物等多方面因素。还要根据患者用药后的反应随时调整药物和剂量。

（3）尽量单一用药 一般不主张联合用两种以上的抗精神病药物。仅在足量、足疗程治疗和换药无效时才可考虑两种抗精神病药联合使用。

（4）从小剂量起始逐渐加量 应从小剂量逐渐加到有效推荐剂量，以减少不良反应和提高服药依从性，药物滴定速度视药物特性及患者特质而定。维持剂量可酌情减少，并需足疗程治疗。

（5）足量、足程 药物治疗建议按治疗程序进行，一般需要4~6周才能控制精神分裂症的急性期症状，待症状控制后，应继续使用治疗剂量持续4~8周，以期获得巩固。

（6）长程治疗 精神分裂症患者应当长程治疗，疗程视患者个体情况而定，一般不少于2~5年，治疗场所主要在门诊随访和社区随访治疗。

（7）定期评价疗效，及时调整治疗方案。认真观察评定药物不良反应，并作积极处理。

常用抗精神病药物有哪些种类？

迄今为止，11种不同化学类别的30多种药物在世界范围内被应用于精神分裂症的治疗。它们通常被分为典型抗精神病药物和非典型抗精神病药物。

典型抗精神病药物主要作用于中脑–边缘通路的多巴胺D_2受体，以氟哌啶醇为代表；而非典型抗精神病药物具有较高的5–羟色胺（5–HT）2受体阻断作用，称为多巴胺–5–羟色胺受体拮抗剂，对中脑–边缘系统的作用更具有选择性，且锥体外系不良反应比率较小或不明显，应用前景广阔。我国目前常用的抗精神病药物见下表。

表1　我国目前常用的抗精神病药物

类别	药名	效价	剂型与规格（mg）	成人剂量（mg/d）
第一代抗精神病药物				
吩噻嗪类	氟奋乃静癸酸酯	50	针：25/ml	25~50/2~4周
	甲硫达嗪	0.7	片：25，50，100	300~800
硫杂蒽类	泰尔登	0.75	片：25	100~600
丁酰苯类	氟哌啶醇	50	片：2 针：5/ml	10~40
	氟哌啶醇癸酸酯	50	针：50/ml	50~100/2~4周
	五氟利多	20	片：20	20~60/周
苯酰胺类	舒必利	1	片：100 针：100/2ml	400~1000
第二代抗精神病药				
	阿立哌唑		片：5，10	15~30
	氯氮平	1	片：25	200~600
	利培酮	100	片：1，2	1~6
	奥氮平	30	片：5，10	5~20
	喹硫平	1	片：25，100，200，300	150~800
	齐拉西酮	60	片：20，40 针：10ml，20/ml	口服：40~200 肌注：10~40
	氨磺必利	1	片：200	400~1200

注：效价指治疗精神分裂症的强度，以氯丙嗪为参照的相对效价。

什么是典型抗精神病药物？

典型抗精神病药物指主要作用于中枢D_2受体的抗精神病药物，包括以下几类。

（1）吩噻嗪类　如氯丙嗪、硫利达嗪、奋乃静、氟奋乃静及其长效针剂、三氟拉嗪等。

（2）硫杂蒽类　如氯哌噻吨及其长效针剂、三氟噻吨及其长效针剂、泰尔登等。

（3）丁酰苯类　如氟哌啶醇及其长效针剂、五氟利多等。

（4）苯甲酰胺类　如舒必利等。

其中临床又将吩噻嗪类分为高效价药物如：奋乃静、三氟拉嗪；低效价药物如：氯丙嗪、硫利达嗪。此类药物自20世纪50年代以来广泛应用于临床治疗各种精神病，主要治疗各种精神病性症状。大量临床研究及临床应用经验均证明，典型抗精神病药物治疗精神分裂症阳性症状有效而且安全。

什么是非典型抗精神病药物？

典型抗精神病药物上市多年后，出现了新一代药物，即非典型抗精神病药物。此类药物包括：氯氮平、奥氮平、利培酮、喹硫平、阿立哌唑、齐拉西酮。与吩噻嗪类等药物相比，其对于多巴胺受体拮抗作用方面具有更大的异质性。该类药物临床作用谱广，引发锥体外系不良反应较少或不明显，在当今临床治疗中得以广泛应用。

典型抗精神病药物如何发挥作用？

典型抗精神病药物主要作用于脑内D_2受体，为D_2受体阻滞剂。其他药理作用包括α_1、α_2肾上腺素受体、毒蕈碱M_1受体、组胺H_1受体等的阻断作用。临床上治疗幻觉、妄想、思维障碍、行为紊乱、兴奋、激越、紧张症候群具有明显疗效，对阴性症状及伴发抑郁症状疗效不确切。

常用的典型抗精神病药物有哪些？

精神科用药提示：抗精神病药物属于处方用药，需在有资质的精神科医师的指导下使用。由于药物存在着个体差异，某种药物，对一部分人可能非常有效，但对另一部分人可能疗效不明显，甚至产生胃肠道等不良反应。因此，本书编委会温馨提示：抗精神病药物一定要在精神科医生的指导下使用，切勿自行"对号入座"，以免产生不良后果。由此产生纠纷与本书无关。

【氯丙嗪】

适应证：对兴奋躁动、幻觉妄想、思维障碍及行为紊乱等阳性症状有较好的疗效。用于精神分裂症、躁狂症或其他精神病性障碍。

用法用量：口服，初始剂量50mg/d，晚上顿服。3天后增加50mg，晚上顿服。每3天增加50mg，直至治疗剂量。精神分裂症急性期有效治疗量为200~600mg/d，常用有效量为400mg/d，维持期剂量可酌情减至200mg/d。一般晚上顿服；或分2次服用，晚上剂量大一点，中午剂量小一点。因本药有镇静作用，所以一般情况下，早晨不服用。

常见不良反应：口干、上腹不适、食欲缺乏、乏力及嗜睡；可引起体位性低血压、心悸或心电图改变；可出现锥体外系反应。

注意事项：患有心血管疾病、癫痫，肝、肾功能不全者慎用；不适用于有意识障碍的精神异常者；孕妇、儿童、老年患者慎用；哺乳期妇女使用本品期间停止哺乳。

【奋乃静】

适应证：对幻觉妄想、思维障碍、淡漠木僵及焦虑激动等症状有较好的疗效。用于精神分裂症或其他精神病性障碍。

用法用量：口服，治疗精神分裂症阳性症状有效，起始剂量为4~6mg/d，晚上1次顿服。逐渐增至常用治疗剂量20~60mg/d，晚上1次顿服；或分2次服用，中午1次，剂量小一点，晚上1次，剂量大一点。维持剂量为10~20mg/d，可晚上1次顿服。

常见不良反应：主要有锥体外系反应，对躯体器官系统影响较小。

注意事项：患有心血管疾病、癫痫、肝、肾功能不全者应慎用；孕妇、12岁以下儿童、老年患者慎用；哺乳期妇女使用本品期间应停止哺乳。

【氟哌啶醇】

本品有很好的抗幻觉妄想和抗兴奋躁动作用。

适应证：用于急、慢性各型精神分裂症、躁狂症。也可用于脑器质性精神障碍和老年性精神障碍。

用法用量：口服。治疗精神分裂症，从小剂量开始，初始剂量2mg/d，3天后增加2mg，晚上顿服。直至达到治疗量（症状基本控制），晚上顿服；或分2次服用，中午剂量少一点，晚上剂量大一点，早晨一般不服用。有效治疗剂量为6~20mg/d，维持治疗量为2~6mg/d为宜，晚上顿服。

常见不良反应：锥体外系反应较重，急性肌张力障碍在儿童和青少年更易发生，出现明显的扭转痉挛、吞咽困难、静坐不能及类帕金森病；对躯体器官系统影响较小。

注意事项：下列情况时慎用：心脏病尤其是心绞痛、药物引起的急性中枢神经抑制、癫痫、肝功能损害、青光眼、甲状腺功能亢进或毒性甲状腺肿、肺功能不全、肾功能不全、尿潴留；孕妇、儿童、老年患者慎用。哺乳期妇女使用本品期间应停止哺乳。

【舒必利】

本品抗胆碱作用较轻，无明显镇静和抗兴奋躁动作用。

适应证：对淡漠、退缩、木僵、抑郁、幻觉和妄想症状的效果较好。适用于精神分裂症单纯型、偏执型、紧张型及慢性精神分裂症的孤僻、退缩、淡漠症状。对抑郁症状有一定疗效。

用法用量：口服，该药低剂量200~600mg/d，有一定的抗焦虑抑郁作用，治疗精神分裂症阳性症状，剂量可高于1000mg/d。由于本品抗胆碱作用较轻，无明显镇静和抗兴奋躁动作用，所以一般将剂量分为早、中、晚3次服用。

常见不良反应：失眠、烦躁；较多引起血浆中泌乳素浓度增加；可出现心电图异常和肝功能损害及一过性谷丙转氨酶升高。

注意事项：患有心血管疾病、基底神经节病变、帕金森病、严重中枢神经抑制状态者、癫痫患者应慎用；肝、肾功能不全者应减量；孕妇、6岁以上儿童、老年患者慎用；哺乳期妇女使用本品期间应停止哺乳。

典型抗精神病药物有哪些局限性？

典型抗精神病药物不能改善执行功能、工作记忆、口语、视觉运动、语流、精细运动等认知功能，且其抗胆碱能作用可能会使记忆恶化；对核心的阴性症状作用微小；约有30%的患者其阳性症状不能有效缓解；引起锥体外系和迟发性运动障碍的比例较高；患者服药依从性不好。

常用的非典型抗精神病药物有哪些？

【氯氮平】

适应证：本品不仅对精神病阳性症状有效，对阴性症状也有一定效果。适用于急性与慢性精神分裂症的各个亚型，对幻觉妄想型、青春型效果好。因导致粒细胞减少症，一般不宜作为首选药。

用法用量：口服，起始剂量为25mg/d，晚上1次顿服。每3天增加25mg，晚上1次顿服或1日2~3次，逐渐缓慢增加至常用治疗量200~400mg/d，高量可达600mg/d，维持量为100~200mg/d。如果1日2次服用，中午剂量少一点，晚上剂量大一点。如果分3次服用，早晨最小，中午稍大，晚上最大。

常见不良反应：镇静作用强和抗胆碱能不良反应较多，对心血管系统有所影响，常引起体重增加。

注意事项：中枢神经抑制状态者、尿潴留患者慎用；治疗期间应注意血白细胞计数及分类、肝功能、血糖与心电图的检查；孕妇、12岁以下儿童禁用；哺乳期妇女使用本品期间应停止哺乳；老年患者慎用或使用低剂量。

【利培酮】

本品是一种具有独特性质的选择性单胺能拮抗剂。

适应证：用于治疗急性和慢性精神分裂症以及其他各种精神病性状态的明显的阳性症状和明显的阴性症状；可减轻与精神分裂症有关的情感症状。

用法用量：口服，成人起始剂量为1mg/d，晚上1次顿服。3天后增加1mg，晚上顿服。以后每3天增加1mg，可分2次服用，中午剂量小一点，晚上剂量大一点。在2周内可逐渐加量到4~6 mg/d。每日剂量一般不超过10mg。肾病和肝病患者及老年患者加量应慎重。

常见不良反应：剂量相关性锥体外系不良反应和泌乳素水平增高。

注意事项：对于已知患有心血管疾病、帕金森病、癫痫的患者应慎用本品；孕妇及15岁以下儿童应慎用本品；服用本品的妇女不应哺乳。

【奥氮平】

适应证：用于精神分裂症和其他有严重阳性症状和（或）阴性症状的精神病的急性期和维持治疗，也可缓解精神分裂症及相关疾病的继发性情感症状。

用法用量：本品的推荐起始剂量为5mg/d。如果治疗3~4天后，症状没有控制，可以增加5mg，即10mg/d，晚上1次顿服。剂量范围为5~20mg/d。如果服用1~2片（5~10mg），可晚上1次顿服。如果服用3片（15mg），可以晚上1次顿服，或者中午1片，晚上2片。如果服用4片（20mg），可以中午1片，晚上3片。

常见不良反应：短暂的镇静、体位性低血压和体重增加。

注意事项：有低血压倾向的心血管和脑血管疾病、肝功能损害、前列腺增生、麻痹性肠梗阻和癫痫患者慎用；18岁以下的患者、孕妇、老年患者慎用；哺乳期妇女在用药期间应避免哺乳。

【喹硫平】

适应证：用于各型精神分裂症。

用法用量：口服，成人起始剂量为50mg/d，晚上1次顿服。3天后增加50mg，晚上1次顿服。逐渐增至治疗剂量300~600mg/d，可分中午和晚上2次服用，中午剂量小一点，晚上剂量大一点。

常见不良反应：头晕、嗜睡、直立性低血压。

注意事项：用药期间应定期检查肝功能、白细胞计数，定期检查晶状体，监测白内障的发生；孕妇及哺乳期妇女、儿童禁用。

【齐拉西酮】

适应证：用于治疗精神分裂症及分裂情感性精神障碍。

用法用量：口服，成人起始剂量为40mg/d，晚上1次顿服。3天后增加40mg，晚上1次顿服。逐渐加到120~160mg/d，可分2次服用，中午剂量小一点，晚上剂量大一点。维持治疗剂量为40mg/d，晚上1次顿服。

常见不良反应：嗜睡、头晕、恶心和头重脚轻，偶有心动过速、体位性低血压和便秘；类锥体外系不良反应；可引起Q-T间期增加。

注意事项：注意心电图Q-T间期的监测；有心血管病史、脑血管病史或易于出现低血压的躯体疾病病史、癫痫病史、吸入性肺炎风险、确诊为乳腺癌的患者应慎用；孕妇、儿童、老年患者慎用本品；服药期间妇女不应哺乳。

【阿立哌唑】

适应证：用于治疗精神分裂症及分裂情感性精神障碍，对精神分裂症阳性、阴性症状疗效与其他抗精神病药相当，可改善情感障碍及认知功能。

用法用量：口服，成人口服每日1次，起始剂量为10mg，用药2周后可根据个体的疗效和耐受性情况逐渐增加剂量，最大可增至30mg。此后可维持此剂量不变，每日最大剂量不应超过30mg。由使用其他抗精神病药改用本药者，某些患者可以立即停止原先使用的抗精神病药；而另一些患者开始使用时应渐停原先使用的抗精神病药。药品说明书上都写明，本药每日服用1次，一般在晚饭后服。有的临床医生根据自己的经验，在服用3片或3片以上，可分为2次，午饭后1次，晚饭后1次；剂量一般是中午剂量小一点，约1/3，晚饭后剂量大一点，约2/3。

常见不良反应：头痛、困倦、兴奋、焦虑、静坐不能、消化不良、恶心等。

注意事项：心血管疾病、脑血管疾病患者或诱发低血压的情况、癫痫病史或癫痫阈值较低的情况、吸入性肺炎风险者慎用。

【氨磺必利】

适应证：用于治疗以阳性症状（例如谵妄、幻觉、认知障碍）和（或）阴性症状（例如反应迟缓、情感淡漠及社会能力退缩）为主的急性或慢性精神分裂症，也包括以阴性症状为特征的精神分裂症。

用法用量：日剂量小于或等于400mg，应1次服完；如剂量超过400mg，应分为2次服用。对于急性精神病发作，推荐剂量为400~800mg/d口服。根据个体情况（疗效不显著并且不良反应不明显），剂量可以提高至1200mg/d。

不良反应：有时出现锥体外系反应（如震颤、肌张力亢进、流涎、静坐不能等），与剂量有关（日剂量300mg以上）。胃肠道异常：便秘、恶心、呕吐、口干等常见。内分泌异常：氨磺必利可导致血泌乳素水平升高，可引起以下临床症状：乳溢、闭经、男子乳腺发育、乳房肿胀、阳痿、女性性冷淡，一般停止治疗后可恢复。心血管异常：常见低血压。

有没有长效非典型抗精神病药物？

有。注射用利培酮微球是第一个长效非典型抗精神病药，是非典型抗精神病药利培酮的长效注射剂型。每2周注射1次，注射用利培酮微球有较为理想的给药间隔。血浆中的有效成分浓度与给药物剂量成正比，并于8周后达到稳定浓度。与口服利培酮相比，注射用利培酮微球的血药浓度相对稳定，波动幅度较小，有利于提高患者的治疗依从性。

有哪些长效非典型抗精神病药？

【利培酮长效注射剂】

注射用利培酮微球是第一个长效非典型抗精神病药，是非典型抗精神病药利培酮的长效注射剂型。

剂型特点：利培酮长效剂型采用了Medisorb@（微球体）药物控释技术，即用医用聚合物将肽类和小分子药物包裹起来形成微粒，加入水制成混悬液，然后进行肌内注射。注射后，利培酮微球在体内发生几个阶段的变化。第一个阶段是水合作用，发生在注射后的前2~3周。水合聚合物和少量的利培酮从微粒表面释放出来。第二个阶段是药物扩散，发生在注射后的3周后。聚合体侵蚀后利培酮从微粒中大量释放。第三个阶段是注射第7周后的聚合体破裂。药物经过水合作用扩散到组织中发挥作用，聚合物链会逐渐分解成甘醇酸（glycolic acid）及乳酸（1actic acid），并以固定速率释放出利培酮进入人体。甘醇酸及乳酸（分解产物）会进一步代谢成为二氧化碳和水而排出体外。因此注射用利培酮微球经由水性载体输送，与油性注射针剂比较，水性注射针剂更容易注射，注射部位的疼痛程度较轻。

适应证：用于治疗急性和慢性精神分裂症及其他各种精神病性状态的明显的阳性症状（如幻觉、妄想、思维紊乱、敌视、怀疑）和明显的阴性症状（如反应迟钝、情绪淡漠、社交淡漠、少语），可减轻与精神分裂症有关的情感症状（如抑郁、负罪感、焦虑）。一项为期1年的研究显示，注射用利培酮微球可以改善患者的生活质量。

临床试验曾探讨注射用利培酮微球的4种剂量：25mg、37.5mg、50mg及75mg。使用最小有效剂量（25mg）可将不良反应的发生率降到最低。对于大多数患者，一般建议剂量为25mg与最大剂量50mg，可根据症状控制情况、药物不良反应情况及血药浓度调整维持治疗剂量。由于注射用利培酮微球特殊的剂型及药代动力学特点，首次注射后的3周内需要合并一种可达治疗剂量的抗精神病药物作为补充。

不良反应：最常见的不良反应是运动障碍（包括EPS和震颤）、焦虑、失眠、头痛和鼻炎。注射用利培酮微球的活性药物成分是利培酮，其主要不良反应与利培酮近似。与口服利培酮相比，注射用利培酮微球的血药浓度相对稳定，波动幅度较小，因此不良反应可能比口服利培酮少。

【帕利哌酮长效注射剂】

棕榈酸帕利哌酮注射剂（商品名：善思达）是第二代长效非典型抗精神病药，是棕榈酸帕利哌酮的长效注射剂型。棕榈酸帕利哌酮在体内血药浓度波动小，安全性高。独特的起始给药模式确保药物快速起效。

适应证：棕榈酸帕利哌酮用于精神分裂症患者的急性期和维持期治疗。在首次注射前应该口服利培酮试验患者是否对其药物过敏，确定无过敏者才能进行长效针剂治疗。在第1天、第8天分别三角肌注射150mg和100mg后，大约1周内帕利哌酮血药浓度达稳态水平，1个月后剂量范围25~150mg，三角肌或臀肌注射，每月1次。根据疗效与不良反应调整剂量。

常见不良反应：最常见的不良反应是注射部位反应、嗜睡或镇静、头晕、静坐不能和锥体外系症状。

【长效奥氮平双羟萘酸盐】

长效奥氮平双羟萘酸盐是第二代抗精神病药奥氮平的长效注射针剂，在给药后长达28天的时段内浓度逐渐下降。长效奥氮平双羟萘酸盐是一种持续释放血浆的药物制剂。

适应证：用于精神分裂症患者的治疗。对于从未使用过奥氮平口服片的患者，建议给予长效奥氮平双羟萘酸盐制剂治疗前首先应使用奥氮平口服片确定耐受性。

对于体弱、易于发生低血压反应或者具有其他可能导致奥氮平代谢减慢的因素（例如，年龄≥65岁的非吸烟女性患者）或者可能在药效学上对奥氮平较为敏感的患者，建议长效奥氮平双羟萘酸盐制剂的初始剂量为150mg，每月肌内注射1次。

不良反应：与奥氮平片剂一致，一般对症处理后可缓解。

【阿立哌唑长效注射剂】

阿立哌唑长效注射剂已经在美国和欧洲被批准使用（美国，2012年；欧洲，2013年）。阿立哌唑以水合物多晶型被使用在其长效注射剂中。阿立哌唑注射剂与口服剂型具有相同的有效性和耐受性，并有效地提高了患者使用的依从性，减少复发率。目前（2020年10月）国内尚未上市。

常用抗精神病药物主要作用和药物不良反应有哪些?

常用抗精神病药物主要作用和不良反应不尽相同，现归纳如下表（见表2）。

表2　常用抗精神病药物主要作用和不良反应一览表

药名	抗幻觉妄想	抗淡漠退缩	镇静	自主神经	锥体外系反应
氯丙嗪	+++	+	+++	+++	++
奋乃静	+++	+	++	+	+++
三氟拉嗪	+++	+	++	+	+++
氟奋乃静	+++	+	+	+	+++
甲硫达嗪	+	+	+++	+++	−
泰尔登	+	−	+++	+++	+
氯噻吨	+	+	++	+++	++
氟哌噻吨	+	+	+	+	++
氟哌啶醇	+++	+	+	+	+++
五氟利多	++	+	+	+	++
舒必利	++	++	−	−	−
氨磺必利	++	+	++	−	+
氯氮平	+++	++	+++	+++	−
利培酮	+++	++	+	+	++
奥氮平	+++	++	++	+	−
喹硫平	++	++	++	−	+

注：+++ 强；++ 中；+ 轻；− 几乎没有

94

哪些药物容易引起过度镇静？

抗精神病药物治疗早期最常见的不良反应是镇静、乏力、头晕，发生率超过10%。氯丙嗪、氯氮平等多见，奥氮平、喹硫平和齐拉西酮治疗患者也可出现，利培酮、舒必利和阿立哌唑少见。多见于治疗开始或增加剂量时，治疗几天或几周后常可耐受。

什么是体位性低血压？

体位性低血压与药物对α肾上腺素受体作用有关，临床表现为服药后常见于直立位时血压骤然下降，可引起患者猝倒。此时应平卧、头低位，测量血压。必要时减量或换药。

什么是锥体外系不良反应？

锥体外系不良反应是抗精神病药物常见的不良反应，包括急性肌张力障碍、震颤、类帕金森症、静坐不能、迟发性运动障碍等，与药物阻断多巴胺受体作用有关。该不良反应常见于高效价的典型抗精神病药物，如氟哌啶醇的发生率可达88%，迟发性运动障碍的发生率也较其他抗精神病要为高。低效价典型抗精神病药物及非典型抗精神病药物锥体外系不良反应比较少见。利培酮高剂量时或个体敏感者也可出现锥体外系不良反应，氯氮平、奥氮平、喹硫平、齐拉西酮和阿立哌唑致锥体外系不良反应的风险较低。锥体外系不良反应可发生在治疗的任何时期，低剂量起始或药物剂量滴定速度缓慢常可减少锥体外系不良反应的发生。急性肌张力障碍、类帕金森症可以合并抗胆碱能药物如安坦等治疗，而出现迟发性运动障碍则要减量或换药。

抗精神病药物对泌乳素水平有什么影响？

典型抗精神病药物常引起泌乳素水平升高及高泌乳素血症相关障碍如

闭经和溢乳、性功能改变，舒必利多见，高效价典型药物也较常见。非典型抗精神病药物利培酮也可导致泌乳素水平增高及相关障碍。奥氮平也有暂时性泌乳素水平升高的报道。氯氮平、喹硫平和齐拉西酮对血浆泌乳素水平无明显影响。阿立哌唑则能降低泌乳素的水平。该不良反应尚无有效治疗方法，可通过减药、停药、中药及激素对症处理。

抗胆碱能作用能引发哪些症状？

外周抗胆碱能作用表现有口干、视物模糊、便秘和尿潴留等。低效价抗精神病药物如氯丙嗪等以及非典型抗精神病药物氯氮平等多见，奥氮平也可见。利培酮、喹硫平没有明显抗胆碱能作用，临床上仍可见一些便秘和口干发生。目前临床上多是对症处理，如用肠道软化剂、泻药、补充含纤维较多的饮食等治疗便秘。

中枢抗胆碱能作用表现为意识障碍、谵妄、言语散漫、出汗、震颤和认知功能受损等，多见于老年人、伴有脑器质性病变和躯体疾病的患者。应立即减药或停药，并对症处理。临床用药需注意避免抗胆碱能作用强的药物联合使用。

抗精神病药物对体重有哪些影响？

长期使用抗精神病药物治疗常出现不同程度的体重增加。随着生活质量的改善，体重增加成为康复期治疗的较大问题，而且容易并发其他躯体疾病如糖尿病、高血压，已越来越引起人们的关注。非典型抗精神病药物所致体重增加发生率较高。其中氯氮平引起的体重增加最为明显，以下顺序为奥氮平、利培酮和喹硫平。阿立哌唑和齐拉西酮导致的体重增加较少报道。

什么是代谢综合征？

代谢综合征包括糖代谢异常（血糖升高）、脂代谢异常（血脂异常）、血压升高、腹型肥胖。

甘油三酯≥150mg/dL；高密度脂蛋白胆固醇：男<1.04mmol/L，女<1.3mmol/L；血压≥130/85mmHg；空腹血糖≥5.6mmol/L，餐后2小时血糖7.8~11.1mmol/L；男腰围>102cm，女腰围>88cm。符合以上3项者可考虑代谢综合征诊断。

哪些抗精神病药物易引发代谢综合征？

代谢综合征已成为非典型抗精神病药物治疗中值得关注的不良反应之一。其中，氯氮平及奥氮平等导致体重增加，血糖、胆固醇、甘油三酯升高方面均较其他抗精神病药物及典型抗精神病药物显著。如奥氮平治疗中所致代谢综合征的发生率男性为36.0%、女性为51.6%。有研究显示，氯氮平、奥氮平引起明显体重增加、2型糖尿病和脂代谢异常的风险最高；利培酮、喹硫平可引起轻度体重增加，对糖脂代谢的影响较小；齐拉西酮、阿立哌唑引起体重增加，糖脂代谢异常的风险很小。

应该如何处理代谢综合征？

以预防为主，帮助患者制定预防此不良反应的计划，如合理饮食、实施运动锻炼计划等，对相关指标进行检测。如考虑代谢综合征的可能，可请内分泌科会诊，必要时考虑换药。

抗精神病药物对心血管系统有哪些影响？

抗精神病药物的心血管系统不良反应常表现为体位性低血压、心动过速、心动过缓和心电图改变。目前对于其引起的Q-T间期延长比较受关注。Q-T间期的长短与心率的快慢密切相关，心率越快，Q-T间期越短，反之则越长。Q-T间期延长可引起晕厥、心脏停搏和室颤。低效价药物如氯丙嗪引发的Q-T间期延长与剂量相关；齐拉西酮也会引起轻度至中度的、剂量依赖性的Q-T间期延长，故不宜与已知延长Q-T间期的药物合用；舒必利也可诱发心电图改变；喹硫平对心血管系统则无明显影响，可出现轻度心率加快。为了预防药物引起的Q-T间期延长，故要注意服药前的全面检查和服药期间的心电监测。

为什么服用抗精神病药物期间要监测血常规和肝功能指标？

抗精神病药物最常引起无黄疸性的肝功能异常、一过性的谷丙转氨酶升高，多能自行恢复。低效价抗精神病药物及氯氮平常见，舒必利、利培酮、奥氮平、喹硫平、齐拉西酮等也有一过性肝酶升高的报道，因此在服药期间要监测肝功能指标的变化，及时发现异常，并予以保肝药物治疗。

抗精神病药物可诱发血液系统改变，如粒细胞缺乏症。氯氮平较为常见，发生率约是其他抗精神病药物的10倍。此外，卡马西平可增加氯氮平发生粒细胞缺乏的风险，应避免和氯氮平合用。因此在服药期间也要对血常规定期复查，出现异常即给予相应药物处理，或减少药物剂量。

什么是电抽搐治疗？

20世纪30年代之前，精神疾病的治疗手段非常有限。1934年匈牙利神经精神科医生Meduna基于癫痫患者不会患精神分裂症的观点，使用药物来诱发抽搐。1937年，意大利神经精神科医生Ugo Cerletti和Lucio Bini开始使用电刺激诱发抽搐，并发现此方法比用药物更具优势，于是几年之后，电抽搐治疗成为治疗精神分裂症以及重性情感障碍的主要躯体治疗方法。

什么是改良电抽搐治疗？

20世纪50年代，由于抗精神病药物的出现及媒体的负性评价，电抽搐治疗的应用逐渐下降。但是目前人们越来越认识到电抽搐治疗的有效性，甚至在其他治疗无效时是一种救命性的方法，并在原有方法的基础上对其进行改良，包括使用麻醉剂、肌松剂、发作监测等，称为改良电抽搐治疗。改良电抽搐治疗更加安全，而且更易为患者和家属接受。

改良电抽搐治疗适应证有哪些？

一般适应证为：重症抑郁；躁狂急性发作；精神分裂症尤其是一些急性患者或存在情感症状、紧张型患者；分裂样及分裂情感性障碍；其中紧张症患者，电抽搐治疗可算是救命性治疗。电抽搐治疗可以改善器质性疾病的某些情感和精神病性症状，以及继发于多种躯体疾病的谵妄状态。对一些恶性综合征以及帕金森病患者也有效。

改良电抽搐治疗禁忌证有哪些？

对于电抽搐治疗的绝对禁忌证或相对禁忌证并无一致意见。但随着多种改良措施的应用，其禁忌证已大大减少。一般认为，符合如下情况患者不宜接受电抽搐治疗：①嗜铬细胞瘤；②颅内占位病变；③3个月内脑血管意外；④其他颅内压增加的疾病；⑤3个月内心肌梗死；⑥3个月内脑外伤手术；⑦腹主动脉瘤。

电抽搐治疗会致死吗？

谈及电抽搐治疗，家属都会担心该治疗会不会给患者带来致命的危险。其实，电抽搐治疗的死亡危险很低，大概为万分之一。多数死亡出现在高危人群，主要是心血管原因所致。

为什么电抽搐治疗后患者会忘记发生过的事情？

接受过电抽搐治疗后，患者及家属常常会反映"想不起事情了"。事实上，遗忘是电抽搐治疗最常见的一个不良反应。很多患者随着治疗次数的增加而出现逐渐加重的记忆困难，但一旦电抽搐治疗结束，这种不良反应即开始逐渐消失。电抽搐治疗导致的记忆损伤有两种类型。

（1）逆行性遗忘　这是最主要的一种类型，即难以记住治疗前的事情，尤其对前1个月内的事情遗忘最明显。大部分患者在几周或几个月后这种记忆就会恢复，但对于治疗期间或治疗前6个月事情的记忆可能不会恢复。

（2）顺行性遗忘　这是最严重的一种类型，即难以学习新的知识。一般在治疗结束后几天到几周就能得以恢复。

电抽搐治疗还可能对患者造成什么不良影响？

电抽搐治疗常常导致脑电图慢化，随着治疗次数增加而明显，但在治疗结束后几天到几周后即恢复。脑电图慢化的程度常常与认知损害的程度相关。

由于在电抽搐治疗中所使用的麻醉剂和肌松剂都是短效药物，在给予人工呼吸的条件下，使用这两种药物一般没有严重的不良反应。最常见的不适是给药部位局部疼痛，可通过相应对症处理得以缓解。

为何要对精神分裂症患者进行心理社会干预？

目前，广泛和系统地用于精神分裂症患者的心理治疗较少，不少精神分裂症患者从住院到出院，处于一个药物加封闭的治疗环境，仅仅强调药物治疗，忽略了心理治疗。

对于首发、急性期的精神分裂症患者而言，其精神症状丰富，对自身疾病缺乏认识，要通过心理治疗以改善精神症状比较困难。故此阶段心理干预的主要目的在于提高患者对于疾病的认识水平，在有效预防复发的基础上，力争社会功能的全面恢复。

心理治疗在精神分裂症患者巩固期及维持期的作用也非常重要，可以增强患者对治疗的依从性，保证药物的维持治疗，降低复发率，而且有助于解决患者的心理需求和心理问题，全面提高社会功能，从而获得临床治愈。

精神分裂症患者心理社会干预有哪些常用方法？

（1）支持性心理治疗　支持性心理治疗在临床上应用较为广泛。可以减轻痛苦，宣泄抑郁，稳定情绪，提高信心，振奋精神，消除孤独与无助；还能满足患者被关爱、被尊重和被接纳的心理需要。该治疗使用广泛，可用于精神分裂症治疗的各个病期，对恢复期患者意义较大。

（2）认知治疗　认知疗法认为，不良精神刺激不会直接导致情绪反应，必须要有认知过程及结论的参与；某些行为障碍或行为适应不良的发生，是缺乏知识及经验、认知扭曲的结果。如果提高认知水平或纠正扭曲的认知，就能提高行为适应能力和消除行为障碍。该治疗适用于精神分裂症恢复期的患者。

（3）技能训练　精神分裂症患者多存在有生活技能的缺损，故应予以相应的技能训练，以增强其社会功能和社会适应能力。技能训练涉及人际、学习、工作、心理保健等方面的技能。这项工作内容复杂、耗时，但可制定计划，争取家属的配合，对其进行相应的指导和监督。

（4）集体心理治疗　集体心理治疗时将病情相似的患者聚集成组，制定治疗计划，定期指导和启发小组成员讨论，在互助互动中提高认识和改善心理障碍的治疗方法。该治疗有助于患者获得充分的支持，分享积极的体验，进行适应性行为，建立理性的认知，适用于恢复期和残留期精神分裂症患者。

（5）家庭治疗　家庭治疗是将家庭作为一个治疗对象，通过改善家庭成员之间不良的人际关系，促进成员间良好的互动，达到消除个体心理障碍为目的的心理治疗。家庭治疗的治疗重点为改变家庭成员的人际关系，治疗的过程是去发现与个体心理障碍发生、发展有关的家庭内部因素，有助于提高患者服药的依从性，对巩固疗效、预防复发非常重要。

（6）音乐治疗　音乐治疗用途广泛。不同的音乐对人的心境有不同的影响。精神分裂症的缓解期、恢复期、慢性期及衰退期都可以使用音乐疗法。以欢快、轻松、有振奋性的音乐为主，旨在调动情绪、振奋精神，促进患者的生活热情及积极的生活态度。

精神分裂症的心理干预需要注意什么？

（1）心理干预在住院条件下就应予以重视，由于住院期间多为封闭的环境，故应注意患者的社会生活，开展有组织的文娱、工疗活动，关心患者和社会、家庭的联系等。

（2）在患者重返社会前应注重对慢性患者日常生活能力和社交能力的训练，对患者家庭进行心理教育，以提高患者的应对技能，改善患者家庭环境中的人际关系。

（3）出院后，仍要保证患者的家庭及社会支持系统，有利于患者社会功能的恢复，提高服药依从性，减少复发。

儿童精神分裂症治疗有什么特点？

本症疗法基本与成人相似，主要采取抗精神病药物治疗、心理治疗和教育训练相结合，各种治疗的选择，除了根据临床主要症状之外，还要结合患者具体情况，如年龄、躯体发育、营养状况加以全面考虑。根据患者的生理和心理发育情况及家庭的具体情况制订治疗方案，还需要家长、教师、心理治疗者和护士等的积极配合和参与。

儿童精神分裂症用药要注意什么？

多数把非经典抗精神病药作为首次发作的儿童少年精神分裂症患者的首选药物或一线药物；而经典抗精神病药作为次选药物，或在过去已确定药物对患者有效的情况下才使用。不提倡大剂量用药，因为已经证实大剂量不比常规剂量效果好，药物不良反应却会明显增加。对儿童患者尽量少用或不使用抗胆碱能药或受体阻滞剂，以避免这两类药物的不良反应。

儿童精神分裂症适合接受哪些心理治疗？

对于儿童精神分裂症患者，可以进行家庭治疗，其主要目的是使患儿和家长理解疾病的性质，采取积极配合治疗的态度，使患儿社会功能损害降至最低。而在疾病的不同阶段，还可以予以心理支持、行为矫正、工娱治疗及教育训练等心理社会干预，以增强患儿的信心，帮助其更好地恢复认知功能及社会功能。

老年精神分裂症用药应注意什么？

老年人的药物清除慢，受体位点敏感，治疗所需的药物剂量较少，疗程短，引起迟发性运动障碍的危险性较大；常伴内科疾病，需服多种药物，故处理老年精神分裂症患者比处理成年精神分裂症患者更谨慎。

典型抗精神病药物之间的疗效无明显差异，应以药物的不良反应为选择的依据，要考虑患者躯体情况能否耐受该药的不良反应，要考虑治疗躯体疾病药物与抗精神病药物间的相互作用。

非典型抗精神病药物能同时有效治疗阴性和阳性症状，对认知缺损也有疗效，心血管系统不良反应较小，锥体外系不良反应发生率低，为老年患者的首选药物。

老年精神分裂症患者能否接受改良电抽搐治疗？

对伴有明显抑郁自杀企图或兴奋躁动、拒食、木僵或幻觉妄想的患者，或对药物治疗效果不明显的体格健康老人，在条件许可的情况下，改良电抽搐治疗并非禁忌证。

老年精神分裂症患者心理社会干预的"重心"何在？

针对老年人的心理特征，患病初期，应调动家庭和社会提供心理援助和生活上的帮助，消除其孤独感，增强治疗依从性。若需住院治疗，住院环境应安静、安全、温馨，同时开展音乐、作业等康复治疗，进行心理治疗，帮助患者建立良好的人际关系，以促进疾病的康复和回归社会。出院时，应重新安排其社会环境，帮助其立足于社会，并改善其生活自理能力。

育龄期精神分裂症妇女是否可以受孕，如何用药？

对于育龄期精神分裂症妇女，精神病性症状严重或慢性及衰退性以及服用大剂量或服用对胎儿影响较大的药物，专家比较一致地认为不应该妊娠生育。2年以上无复发的精神分裂症妇女可停药妊娠。病情稳定的患者在妊娠的第1~3个月完全停药；从妊娠第4个月起，开始服用原治疗药物，由小剂量开始逐渐加量，争取以最小的剂量达到巩固疗效的目的；分娩前的1~2个月，患者必须服药，防止分娩后病情复发，但须注意药物对胎儿分娩过程前后的影响。

产后精神分裂症的治疗应注意什么？

产后精神分裂症易复发或加重，故产后应适当增加治疗剂量；对未维持治疗的患者，产后应尽快给予足量药物。接受抗精神病药物治疗的哺乳期妇女，应审视药物治疗和哺乳的利弊，如果病情稳定，建议哺乳期间停药；如果病情需要，接受低剂量治疗，可以适当进行哺乳。

孕妇是否适合电抽搐治疗？

与抗精神病药物不同，电抽搐治疗本身以及与该治疗有关的药物都没有致畸作用，也对孕妇没有不良影响，尤其是在怀孕的前6个月，但孕期体重增加导致人工送气风险增加。故所有孕妇在电抽搐治疗前都应该请产科医师会诊，在治疗期间应采用无创的胎儿监测仪来监测胎儿的心率。

什么是难治性精神分裂症？

有相当一部分精神分裂症患者对典型的抗精神病药物治疗无效，甚至换用几种不同结构的药物也无济于事，这就是所谓的难治性精神分裂症。关于其定义，目前说法不一。

1998年，Kane等人提出的难治性标准为：①顽固的阳性精神病性症状；②当前至少有中度以上的病态；③近3年内缺乏良好的社会和职业功能；④在前5年的典型抗精神病药治疗中，至少对两类不同的抗精神病药治疗均无明显症状缓解。这一标准一度被国内外广泛接受。

而国内有学者将难治性精神分裂症定义为：①有明显的阳性精神病性症状，且符合CCMD-3慢性精神分裂症的诊断标准；②在过去的2年中，曾用3种抗精神病药（其中有非典型药物）系统治疗无明显疗效者；③对药物敏感者已达到最大的耐受量或氯丙嗪600~800mg/d等值剂量；④各个疗程均在12周以上。

对多少抗精神病药物缺乏反应才能称为难治？

从理论上看，不同种类的典型抗精神病药物，药物作用特点也有差异；对一种药物缺乏反应，并不排除改换他类药物后出现治疗反应。然而对照研究发现，一种典型药物无效，换用另一种典型药物其有效率不到5%。但多数学者不赞成对一种典型药物缺乏治疗反应就是难治的观点，应系统观察2个不同化学结构的药物，如果无效即按难治性病例处理。这样处理显得更为积极，更能获益。

评定治疗有效的标准是什么？

目前通用的做法是采用精神病理学指标，如在治疗前后使用精神症状量表进行评定，观察治疗一定的时间后，精神症状量表评分是否出现了具有统计学意义的改善；或者采用减分率为指标。Kane等人在一项研究中规定的有效就是指治疗后BPRS评分减分20%或以上，临床总体印象（CGI）量表小于或等于轻度，或BPRS评分≤35分。最近，也有人采用效能指数作为评估疗效的指标，如果效能指数小于0.2则应视为无效，0.2~0.5为微效，0.5~0.8为中效，超过0.8为强效。治疗开始时症状的严重程度对症状改善的判断具有十分重大的影响。

难治性精神分裂症应该怎么治？

"难治"并不是"不治"，对于难治性精神分裂症临床上往往采取以下措施。

（1）增加药量和延长疗程　当对一些靶症状已有所改善但常规剂量疗效不佳时，应该优先考虑加药，当然加药要以安全和患者可耐受为前提。因此在加药前要对患者的躯体状况和药物耐受情况作一次评估。

（2）换用药物　已经用过一两种典型抗精神病药无效的患者，应考虑换用非典型抗精神病药物。近几年来，氯氮平、利培酮、奥氮平等非典型抗精神病药治疗难治性精神分裂症的研究较多，有效率已远大于典型抗精神病药。氯氮平是目前对难治性精神分裂症有肯定效果的抗精神病药。也有研究证实利培酮对难治性精神分裂症有效，且安全性高、不良反应相对较小。

（3）联合用药　典型抗精神病药之间的联用，因疗效不佳、不良反应较大，目前已很少应用。一般都主张典型与非典型抗精神病药联用，以及不同结构的非典型抗精神病药联用，且联用药物不宜超过3种。如：氯氮平治疗无效后加用利培酮、奥氮平合并舒必利治疗等。

（4）辅助用药　单用抗精神病药物治疗无效的患者可加用某些精神药物增加疗效。目前较为肯定的主要有加用心境稳定剂、抗抑郁剂和苯二氮䓬类药，对伴有情感和行为障碍者尤为合适。加用抗抑郁剂，对伴有抑郁、心境恶劣、消极行为者有效，对伴有持续的阴性症状者也有一定疗效；加用苯二氮䓬类药对伴有紧张、焦虑、激越、敌意的难治性精神分裂症患者有效，但因其易成瘾故不宜长期应用。

难治性精神分裂症治疗中可否合并电抽搐（ECT）治疗？

ECT对精神分裂症有肯定的疗效。Saferman报道，对那些典型抗精神病药无效、单用氯氮平亦无效者，予氯氮平和ECT联用，对部分病例既安全又奏效。但因其治疗的风险和不良反应较大，不宜作为一线治疗措施。而国内有研究提示，在原有抗精神药物治疗的基础上联合无抽搐电休克治疗难治性精神分裂症有确切疗效，且不良反应小，值得在临床广泛推广。

认知-行为治疗对难治性精神分裂症患者是否有效？

在对不完全康复的患者治疗时，尽管药物治疗是必需的手段，但是心理社会适应性干预仍然是经常被选择的方法。国外有学者认为在治疗难治性精神分裂症时，认知–行为治疗（简称CBT）应当作为基础性的治疗手段。已有充分的证据表明CBT技术可以用于精神分裂症的治疗当中，并推荐给临床部门，尤其是要推荐给难治性精神分裂症患者。

CBT在精神分裂症治疗中的运用的大多数研究都认为可以进行约20个阶段的治疗，每一阶段的治疗时间可持续1个小时或更少些。到目前为止，20多项CBT用于精神分裂症治疗的研究表明对患者的阳性、阴性症状以及抑郁症状群是有一定效果的，其中也有一些研究表明CBT对药物难治性患者有一定的效果。在1个疗程的CBT之后，随着时间的推移有的患者症状会得到进一步的改善，治疗退出率也相对较低。在CBT施行过程中，重点在于明确症状群，这样才能帮助患者接受和坚持用药。要反复强调对患者的系统性了解和管理，重点放在第一阶段当阳性症状出现的时候，以便让患者感知这种体验。在处理妄想的时候，治疗师要集中在对治疗的信心上面以及将其与思维、情感和行为间的关系联系起来。要么选择让患者的妄想内容暴露开来，鼓励患者去调查和进行现实性检验，要么对患者进行一系列温和的测试。另外，要向患者讲明幻觉的性质，帮助患者对其进行因果推论，检查幻觉的内容，提供处理策略。进一步还要注意在精神病状态中进行CBT时要保持连贯性。

当然，CBT并不是对每位患者都有效，特别是那些精神病性症状非常重的患者，效果就不好，但是可以将CBT用于这些患者药物治疗时的补充方案给予考虑。

预防保健篇

- ◆ 精神分裂症预防的公共卫生意义是什么?
- ◆ 什么是精神分裂症的一级预防?
- ◆ 什么是精神分裂症的二级预防?
- ◆ 什么是精神分裂症的三级预防?
- ◆ 精神分裂症的发病有哪几个阶段?
- ◆ ......

精神分裂症预防的公共卫生意义是什么？

预防精神分裂症的目标在于降低精神分裂症的发病率、患病率、复发率，减少症状存在的时间，减少精神分裂症的危险因素，阻止或延缓复发，减少疾病对患者本人、家庭和社会的影响。

什么是精神分裂症的一级预防？

精神分裂症防治分为一级预防、二级预防和三级预防。

一级预防又称初级预防或病因预防，即首先找出各种致残的危险因素，再去采取预防措施。到目前为止，精神分裂症的病因未明。我们一般所接受的说法是环境中生物学和社会心理应激作用于一个生物学易感个体导致发病，即应激－易感模型。在此模型中，易感性是解释精神病性症状的核心。个体的易感程度越高，激发产生精神病的所需应激就越低。

近20年来，有越来越多的证据提示精神分裂症存在神经发育缺陷。按照神经发育的假说，精神分裂症的发病是由于大脑在发育成熟前的病理改变引起的。这些神经发育上的异常，有的是在子宫内就发生的，有的是在出生以后出现的，导致了青少年时期大脑出现异常神经回路（有的是因为严重的精神压力所导致），从而引起阴性和（或）阳性症状。在精神分裂症患者身上发现的皮质发育不良，以及从动物模型中观察到的新生时期的脑部损伤可以导致只在成年动物身上出现的行为异常或对多巴胺能药物的反应改变，进一步强化了发育异常与精神分裂症的关系。

因此，要积极防治产科并发症。患有精神分裂症的妇女和他们处于育龄期的亲属等高危人群，更应该积极地随时与医务人员沟通，注意母孕期和分娩过程的保健以及对其子女成长发育阶段的心理健康发育环境，以减少胎儿发育成长环境中的生物学和心理应激因素十分重要。

从婚姻法角度来讲，活动期的精神分裂症患者是不宜结婚的；从优生优育的角度讲，即使患者痊愈，在生育方面也要谨慎。遗传咨询可以用来估计后代的发病风险。如风险系数超过5%，以不生育为好；如超过10%应劝其不再生育；如已生育者，应加强精神卫生指导，预防发病。

提倡心理咨询，促进心理健康。积极乐观、知足常乐、助人为乐、自得其乐和苦中作乐的生活态度，营造良好心态，塑造健全人格，建立良好的人际关系，培养健康的生活习惯和兴趣爱好，积极参加社会活动，等等，均有助于个人保持和促进精神健康。

什么是精神分裂症的二级预防？

二级预防是指早发现、早诊断及早治疗，控制疾病，降低危害。在残疾形成和发展过程中限制（或逆转）由残损所造成的残疾，即防残损发展为残疾。当前各级省市都建立了以精神卫生专业机构（如精神专科医院、综合医院精神科或心理科）为骨干、综合医院为辅助、基层医疗卫生机构（如社区卫生服务中心、社区卫生服务站和乡镇卫生院、村卫生室）和精神疾病社区康复机构为依托的精神卫生防治服务网络。这样的设置目的也是最大限度地识别和治疗精神分裂症等精神疾病。

什么是精神分裂症的三级预防？

三级预防是指积极康复及防止残疾向残障转变。包括对患者进行自理能力、社会适应能力和职业技能等方面训练，减少残疾和社会功能损害，促进康复，防止疾病复发。

精神分裂症的三级预防开始于首次精神病发作之后，是常规治疗中重要组成部分之一。急性治疗对大多数首次发作的精神分裂症患者是有效的，而且同多次发作的患者相比，首次发作的患者对药物治疗反应为好。据报道，1年后83%的患者精神病症状缓解。对首次发作的患者一般不推荐长期维持药物治疗。然而，Robinson等最近报道，大约80%的患者会在首次发作后5年内复发，因此，抗精神病药物似乎能够起保护作用，而中断药物治疗会增加复发风险。

首发精神分裂症患者的病程是不同的。通常的模式是在首次发作后的头几个月、头几年病情保持稳定，之后功能逐渐衰退。生活事件特别是不可预料的变故会引起精神分裂症的急性复发。研究也发现，导致精神分裂症复发的生活事件并非是威胁性的或者不利的，出院后患者家属的情感表达也可以影响复发。如果患者家庭成员属于经常批评患者、充满敌意和过度卷入的高情感表达类型，就会增加患者的复发。降低家属情感表达程度的家庭干预计划可以降低复发率。

精神分裂症的发病有哪几个阶段？

精神分裂症的发病一般经历以下几个阶段：病前期、前驱期和精神病期。

（1）病前期　这一阶段包括出生前、围产期和童年早期，如产科并发症、母子关系不良、适应不良、异常家庭交流模式等不良因素。所以预防精神分裂症要注意病因预防，要注重优生优育，注重孕产期保健，注重婴孩的心理生理保健。

（2）前驱期　前驱期患者会明显地感受到社会心理功能的损害。前驱期的早期临床特征都是非特异性的，如睡眠障碍、焦虑、激惹性增高、抑郁情绪、注意力不集中、易疲劳以及行为症状例如角色功能退化和社会退缩，以后会发展出阳性症状例如感知异常、牵连观念和猜疑，预示着精神病的发作。一个情感负荷事件和（或）应激性的环境可能会激发精神病性的发作。在这一阶段要注意症状的早期识别、及早干预，要注意心理调适和心理保健。必要时可以寻求心理咨询师、精神科医师的帮助。

（3）精神病期　一般经历急性期、早期痊愈期和晚期痊愈期。①急性期指明显的精神病性症状例如幻觉、妄想和思维形式障碍时期。②早期痊愈期指急性治疗期之后的前6个月。③晚期痊愈期指急性治疗期之后的6~18个月。因为随访研究发现大约80%患者在这5年期内复发，所以首次发作之后的前5年也被称为"关键时期"。对策：要及时就医，在医生的指导下及时服用抗精神病药物，如利培酮、奥氮平等。

精神分裂症的社区干预是什么？

社区干预主要是着力在社区成员内部发展权利和建立主人翁意识与社会责任感。在国外有多个针对精神分裂症等疾病的社区干预的案例。他们的策略是帮助社区运用关于危险和保护因素的局部资料来辨别危险并采取行动。包括对多种生态学水平同时采用多种干预措施：社区（如动员、媒体宣传、政策改变）、学校（改变学校管理结构或教学示范）、家庭（如针对父母的训练策略）和个人（如社会能力培训策略）。

精神分裂症的早期如何识别？

首先要识别精神分裂症的先兆症状，这包括举止言谈、外貌神态、思维内容和情感表达等出现的异常。一旦发现有问题，应尽早就医。有证据表明精神分裂症早期发现早期治疗可使其预后得到改善。

怎样最大限度减少精神疾病复发和肇事肇祸？

在所有的精神疾病中，精神分裂症是病情最重的一种。2012年12月11日上午，首都十大疾病科技成果推广项目《精神分裂症社区康复技术》正式向北京市16个区县推广。今后，将有更多的精神分裂症康复者通过在社区进行康复，减少复发和肇事肇祸，进而回归社会。

精神分裂症的复发率非常高。北京安定医院康复科主任向应强博士告诉各大媒体：相关研究表明，如果单纯使用药物治疗，而没有进行相应的康复干预，精神分裂症患者出院1年内约有40%的人会复发，5年后复发率约为90%。向主任说：患者及家属要是能掌握康复技能，就能了解复发或者肇事肇祸的迹象，促进精神分裂症患者更好地回归社会。

向应强介绍说：精神分裂症社区康复技术通常把6~12名出院的精神分裂症康复者聚在一起，由康复师为他们进行约1个半月的康复技能培训治疗，每周培训2~4次。很多精神分裂症患者出院后不愿意继续服药，通过康复训练，康复师要教会他们自觉用药。如同感冒前会觉得嗓子不适、咳嗽一样，精神分裂症复发前也有迹象，比如有些人会变得烦躁、爱发脾气，甚至出现不典型且轻微的幻觉、妄想等。通过康复训练，这些康复者就能够自己监控症状，一旦发现"不对头"，能主动到医院就诊，避免产生更严重的后果。

影响精神分裂症复发的因素是什么？

精神分裂症复发的影响因素非常复杂，年龄、性格、疾病特点、维持治疗和社会支持等有关因素均可影响复发。反复多次复发不但给患者本人造成心身痛苦，也给家庭、社会安宁与经济带来巨大损失。故而，了解有哪些因素影响复发具有重要意义。一般认为，患者的年龄、性别、职业、婚姻、文化程度、家庭背景、家族史及病前性格均与复发有关。多数学者公认的观点是患者年龄越小，其复发率也越高；而婚姻、职业、家族史、文化程度与复发关系不大；家庭背景可通过影响患者依从性等对复发产生间接影响。还有研究表明，患者的亲属如何理解因近亲患精神分裂症而产生的负担直接影响患者所处的社会心理环境。如果亲属对该病主观上的负担较低，就很可能改善患者所处的社会心理环境，这会减轻患者的不良应激，由此也能减少或推迟疾病的复发。男性患者倾向于关注突发生活事件、经济收入、自身健康状况而忽视早期症状。女性则倾向于关注家庭问题、同事关系。女性患者较男性患者更注重药物治疗的重要性，能坚持服药，减少复发。

（1）自动停药　这是导致病情复发的常见因素。国内统计，在复发者中因为停药因素的占54%~77%，患者和家属难以坚持长期的维持治疗，导致自动停药。①患者或家属对疾病的复发性认识不足。认为病情已痊愈而且生活、工作、学习没问题，患者自我感觉良好，家属很满意，自信不会再犯病，没有必要继续服药而自动停药。②患者和家属对长期用药有顾虑。患者服药后诉说困倦、脑力迟钝等不适，影响工作和学习；担心长期用药会"上瘾"；担心药物伤脑、伤肝等，为此不敢长期用药而停药。

（2）社会适应困难　患者经历了发病、急性期治疗、巩固维持治疗的过程，待他（她）重新回到社会中去的时候，作为患者本身尚处于重病后继续服药的恢复阶段，其心理和躯体承受能力均不如健康人，对外界的适应能力有所下降；另一方面作为外部世界又具有其复杂性、竞争性、矛盾性和千变万化的特点，加上社会各界对精神疾病和精神病患者存有偏见。因此当患者回归社会时，往往会发生社会适应困难而导致复发。常见的情况是：单位精简机构、优化组合，患者恢复工作不能如愿；或毕业后难以找到适合自己的工作而长期待业；或由于学校的学制管理不能复学而辍学；或上下左右人际关系发生问题。遇到上述情况，患者难以适应，不能正确对待，引起内心的痛苦而病情复发。

（3）生活中的应激事件　在生活中，必将面临的现实问题，有完成学业、就业、恋爱、婚姻、生育等。另外，还会经历某些突发的意外变故，如亲人的故去、夫妻的离异以及其他等。所有这些生活中的事件，都有可能成为患者生活中的应激源，并将引起患者的应激反应。

如何预防精神分裂症复发？

精神分裂症病因未明，是一种高复发性疾病，要从根本上防止复发相当困难，但只要做到以下几点，就能大大降低复发率。

（1）坚持服药　一般患者往往在症状好转后自行停药，据统计有80%的患者在停药后复发，因此维持治疗是防止复发最有效的方法。

（2）定期到医院复查　一般情况下，应每个月复查1次，如果有特殊情况可随时就诊。定期复查有利于及时发现患者病情的变化和药物治疗过程中出现的问题，以便及时调整，提高患者的依从性。

（3）创造一个良好的环境　给患者安静和有规律的生活环境，及时疏导他们的心理问题，激励和陪伴他们参与活动。锻炼和提高患者的生活、工作能力和社会适应能力，要对患者有信心，让他们学会自理。

（4）注意识别复发的征兆　患者无缘无故地出现失眠、情绪变化、发呆发愣、反应迟钝、生活懒散等，或原有的精神症状重新出现，原来能主动服药，突然否认有病、拒绝服药等。出现以上情况应及时找医师处理，避免复发或减轻复发的严重程度。

帮助精神分裂症患者时，家属的工作内容是什么？

对于那些尚未痊愈的慢性患者，由于其社会功能明显减退，家属在保证其继续治疗的基础上，应着重针对患者懒散、退缩、淡漠等阴性症状，帮助他（她）重建生活技巧，以防患者成为精神残疾。具体做法是：

（1）家属要善于观察患者已经丧失的生活技巧及其日常表现，找出需要帮助的主要问题以及确定从何入手，然后全家动员制订帮助患者重建生活技巧的计划和日程表。

（2）针对患者的懒散、退缩、淡漠等表现，进行循序渐进的训练，像教小孩一样从一点一滴做起，一点一点地予以改变。在训练过程中充分肯定患者点滴进步，并给予鼓励和奖赏。家属对待这种训练要有持久的思想准备，不能急于求成，也不能灰心丧气，而要坚持不懈。

（3）动员全体家庭成员帮助患者，在训练中大家对患者的要求和态度应该一致，切不要出现以下情况：母亲要求他（她）早晨7点起床，而父亲却同意他（她）睡到中午12点；父亲要求他（她）洗刷自己的衣物，而母亲却一切包办代替；或者父母认真训练患者，而兄弟姐妹却给予讽刺嘲笑。在帮助训练的过程中，家属应避免过分介入患者的生活和过分干预他（她）解决问题的方式。

（4）根据患者的爱好，组织开展家庭娱乐活动，如一起打扑克、下棋、听音乐、看电视。在融洽的家庭气氛中，于娱乐中启发患者发表自己的意见和感想。

（5）安排患者参加家务劳动，如购物、取牛奶、打扫卫生、洗菜、做饭等。培养、恢复患者动手能力和关心家庭帮助他人的精神。

（6）促进患者进行人际交往。慢性精神分裂症患者的主要表现是社会退缩、封闭自己。家属应主动地、有目的地安排机会促进患者与人进行交往，参加社会劳动是促进患者恢复人际交往的最好办法。家属可以依靠医生的指导，利用社区的支持和设施如日间工疗站、残疾人工厂以及原单位，为患者创造条件，鼓励和促进他（她）参加或恢复力所能及的工作，以助康复。

预防精神分裂症复发需要终身服药吗？

如果精神症状已经消除，原则是使用最小的有效维持剂量来预防疾病复发，以保持在最佳状态。急性发病如治疗及时，精神症状完全缓解、无情绪波动者，服用维持剂量的药物连续1~2年；对于病情反复波动、发作2次者，建议维持用药3~5年；久治不愈或发作3次以上者，宜长期服药。最好在专业医师指导下服药。

对精神分裂症患者家庭中青少年的干预有哪些？

已有确定的证据表明，精神分裂症可以在代与代之间遗传，这是早在怀孕期和婴儿期的遗传、生物学、心理和社会危险因素相互作用的结果。近15年来，美国、欧洲和澳大利亚的研究者和临床实践者通过研究，制定了一系列针对孩子与家庭的危险和保护因素的干预措施。这些干预措施有的是针对父母与孩子之间早期的相互影响；有的是在儿童期和青春早期建立一个健全的家庭；有的针对高危儿童本身，包括家庭对于疾病的认识，孩子的心理社会顺应性，父母、孩子和家庭间的相互影响，对疾病的耻辱感和社会支持网络；等等。以求预防代与代之间的遗传。我国香港地区已有专门针对精神分裂症家庭中青少年的干预措施，包括建立联谊组织、发动社区展开关怀活动以及志愿者帮教此类青少年等。

精神分裂症患者的社区心理康复是什么？

社区心理康复的做法有别于临床心理治疗。后者需要有丰富的心理学专业理论知识和特殊的技能，如精神分析治疗、认知治疗等，非专业技术人员很难掌握。社区精防医生对精神疾病患者实施的心理康复措施，应该贯穿于与患者接触的每一个环节，操作中要把握以下原则。

（1）充分尊重患者，与他们建立平等、和睦、协作的关系，给患者以感情上的支持，取得他们的信任与配合。

（2）在充分了解患者的病情，注意其病态心理的同时，更要注意揭示患者自身的积极因素，并尽可能地采取措施加以增强和扩展。如当患者开始意识到自己有病的时候，应向其反复说明心理障碍是可以治好的，鼓励他们诉说自己的各种误解和担心，并给予有说服力的解释和强有力的保证，使患者逐渐理解自己疾病的性质，树立战胜疾病的信心。

（3）了解患者与家庭、社会相处中存在的问题，对他们失去平衡的状态作客观的分析，并给予正确的指导，设法使之恢复正常。如对患者可能存在的不良生活习惯、与人沟通的困难、不切实际的要求等，康复指导者可以向其提供针对这些问题的正确信息，引导他们认识自己的缺陷，再采用劝告、指点、传授、建议等方法，帮助他们修正和改进自己的观点与做法，并建立新的心理习惯和社会习惯，使他们重新融入家庭、融入社会。

（4）注意引导患者积极介入心理康复的全过程，而不是让他们被动地接受服务。如在实施康复措施时，药物治疗是必不可少的，但最常见的是患者对药物治疗的抗拒心理，这个问题处理不当，就可能导致医患关系的恶化，使患者乃至其家属对药物治疗产生误解和疑虑，甚至由此而拒药、停药，造成整个治疗和康复的失败。对此，康复指导者必须从一开始就给予足够的重视，并想方设法，使患者及其家属了解用药的原理和用药的重要性，不断强化他们对药物治疗的认识，争取他们的主动配合。

精神分裂症患者的职业康复是什么？

职业康复是为患者修复或重建职业技能、谋求或维持适当职业的过程。其宗旨在于使患者充分发挥个人的潜能，恢复为社会做贡献的能力，以实现他们的人生价值和人格尊严。医院、工疗站、农疗站、社区和患者的家庭等都应当承担起对患者的职业康复任务。职业康复具体内容为：

（1）工作技能评估　即实施职业康复前，对照患者的病前情况，对其当前工作技能进行评估，找出差距，明确目标，制定康复计划。康复目标应结合患者的实际情况，由易到难、循序渐进，保证目标的一步步实现。

（2）工作适应性训练　按照职业康复的目标，安排患者回到相应的工作环境，使其逐步融入其中。有些患者可能在一开始不太适应这样的环境（包括其以前工作过的环境），他们似乎习惯了患者角色，过惯了与外界隔离和被人照顾的生活，因此，当他们回到某种工作环境时，会呈现一种格格不入、逃避、兴奋或紧张不安的状态。此时既需要有耐心，也需要有一定的策略，如对患者接触的工作环境，可从时间上、工作内容上、范围上采取逐步深入的方法，使其逐渐适应。

（3）职业技能训练　首先，对患者今后的职业定位要结合患者的实际情况来考虑，是否应该保持病前的职业，不应一概而论。如病前是一名从事简单劳动的患者，可以保持原来的职业；但对一名病前当法官，后来患有十几年的精神分裂症，目前已有精神活动衰退迹象的患者，则需要重新考虑其职业定位问题了。职业定位以后，就应进行职业技能训练，使患者渐渐地掌握从事该种职业的本领。

（4）庇护性就业　由于疾病的影响，当患者掌握了一定的职业技能以后，并不一定能够立即像正常人那样工作和生活。他们并没有真正摆脱患者的角色，还需要继续治疗，需要别人的照顾和宽容，因此，为患者建立具有这种功能的机构是非常必要的。目前，我国香港地区和国外已有不少这样的机构，国内一些地区的精神疾病患者工疗站、农疗站等，也具有一些这样的功能。至于这些机构的建设、发展和生存问题，这里不予讨论。

（5）过渡性就业　当患者具有了较好的职业技能，病情长期稳定时（一般3~5年以上），应该考虑其就业问题。在正式就业以前，需要一定的就业过渡期，以保证其对职业的适应。在这个过渡期，他们仍需得到别人的关照，有些大型企业创办的"康复车间"就具有一些这样的作用。

（6）工作安置　精神疾病患者的工作安置是他们回归社会的具体体现，需要根据其工作能力等因素来考虑，并非越简单越好。然而在现实生活中，人们并不是都能接纳精神疾病患者的，往往自觉不自觉地从中设置了障碍，这需要全社会的重视和对精神疾病患者的真诚爱心，否则，精神疾病患者的工作安置只能停留在理想世界。

（7）职业保持　精神疾病患者的职业保持需要两方面因素来决定：一是患者在工作安置以后能否胜任；二是对精神疾病患者职业的保护性政策。前者在很大程度上取决于患者的病情能否持续稳定，因此，他们在任何情况下都不应拒绝医疗咨询和接受抗复发措施；后者则需要政策和社会的帮助。

精神分裂症患者的社会技能训练是什么？

社会技能培训指用训练的方法和学习的原则帮助患者学会社会人际交往和社会生活的技能，并广泛应用和持续保留。众所周知，一个人生活在社会上除了需要工作和职业技能以外，还需要其他方面的各种各样的能力，如人际交往、生活安排等。对于精神疾病患者来讲，由于疾病的影响，他们的许多社会生活技能存在着一定的问题，需要通过康复训练加以修复或重建，其中包括：①用药；②休闲娱乐；③个人仪表和卫生；④钱财管理；⑤良好的会谈；⑥使用交通工作；⑦待客与约会；⑧准备食品；

⑨保持生活环境整洁；⑩外出购物与遵守社会规范等。

这些内容应该列入训练的计划，在训练过程中，灵活采用行为矫正、情景模仿、示范指导、作业练习等多种措施，长期坚持，就能收到理想的效果。

社会技能训练的具体方法有哪些？

目前，上海市疾病预防控制精神卫生分中心已开展精神分裂症患者的社会技能训练程式。该程式引进美国 Liberman 教授开发的相应教材。具体训练包括以下步骤。

（1）训练前的评估　即对患者的社会生活能力加以评估。

（2）制定训练目标　可与患者或其家人共同商讨。

（3）训练操作　即以上提及的行为矫正、情景模仿、示范指导、反复练习等做法。

（4）实际运用　设置问题让患者解决，或在生活中让患者与社会交往，并运用其所学到的技能。

（5）技能保持　最好的技能保持方法就是反复实践。

如何做好精神分裂症患者的安全保障？

精神分裂症患者由于对现实的检验能力受损，放在疾病状态下，往往会发生危及自身或他人安全的行为，如出走、毁物、自杀、自伤、伤人等，因此，做好精神疾病患者的安全保障是非常重要的。要加强对精神疾病患者的管理，尤其对有肇事肇祸、消极观念和严重行为紊乱的患者，必须严加看护，不能让他们独自外出。另外，对有上述情况的患者，也不能让他们接触到各种危险物品，如刀剪、棍棒、绳索、剧毒品等，以防发生不测。当然，如能将患者送往专科医院治疗，对保障患者乃至别人的安全更为有利。

什么是精神康复？

近20年来，康复精神医学有了迅速发展。按工作体系而言，可以分为相互联系的医院康复和社区防治康复两部分。WHO已提出，以医院为基础的康复不可能满足绝大多数病残者的需要，而以社区为基础的康复可以使至今尚未得到帮助的病残者得到基本的康复服务。精神康复的目的是使精神残疾者能充分发挥其剩余能力。康复过程是患者适应与再适应的过程，设法限制或减少残疾程度，同时培养和训练具有代偿性的生活与工作技能。康复治疗的目标是使精神疾病患者的工作与生活得到重新安置，能独立从事一些工作和操持部分家务劳动，提高患者适应社会的能力，提高其社会角色水平和生活质量。具体包括以下几方面。

（1）家庭康复　家庭康复是家庭治疗的重要组成部分，也包括家庭干预，即注重对家庭系统的影响。家庭成员在整个干预过程中起着主要的支持性作用，并且干预措施同药物治疗和康复手段一样，只是整个治疗的一个组成部分。

（2）日间医院　日间医院是指患者只在日间到医院接受治疗护理，参加各种工娱治疗。这样一方面可以减少患者与家庭成员面对面的情绪冲突，另一方面可以继续接受一些医疗护理，并且可以使医护人员对患者及其家属进行家庭心理治疗。在日间医院要指导患者处理家庭的关系，再逐步帮助患者回归家庭。

（3）技能训练　技能训练包括训练日常生活、学习修饰个人仪表、集中注意解决问题、改善人际交往、提高学习和工作能力等。其中的重点之一是社会技能训练，这是根据学习理论发展起来的干预技术，以帮助患者获得或恢复人际交往、自我照料以及应对社区生活所必需的技能。

（4）重新安置工作　康复治疗的最终目标是使患者能回归家庭和社会，并发挥积极作用。为了实现这一目标，应注意不宜操之过急，从简单到复杂，先易后难，从家务劳动过渡到社会工作，直至恢复原有的工作能力。

什么是理想人格的特征？

马斯洛认为自我实现是人生追求的最高境界，他列举历史上38位最成功的名人，包括富兰克林、林肯、罗斯福、贝多芬、爱因斯坦等，从他们的人生历程中，马斯洛归纳出如下16条理想的人格特征。

（1）了解并认识现实，持有较为实际的人生观。

（2）悦纳自己、别人以及周围的世界。

（3）在情绪与思想表达上较为自然。

（4）有较广阔的视野，就事论事，较少考虑个人利害。

（5）能享受自己的私人生活。

（6）有独立自主的性格。

（7）对平凡事物不觉厌烦，对日常生活永感新鲜。

（8）在生命中曾有过引起心灵震撼的高峰体验。

（9）爱人类并认同自己为全人类之一员。

（10）有至深的知交，有亲密的家人。

（11）有民主风范，尊重别人的意见。

（12）有伦理观念，能区别手段与目的，绝不为达到目的而不择手段。

（13）带有哲学气质，有幽默感。

（14）有创见，不墨守成规。

（15）对世俗，和而不同。

（16）对生活环境有改造的意愿和能力。

案 例 篇

- ◆ 单纯型精神分裂症
- ◆ 青春型精神分裂症
- ◆ 偏执型精神分裂症
- ◆ 分裂样精神病
- ◆ 紧张型精神分裂症
- ◆ ……

单纯型精神分裂症

丁某，男，22岁，无业，未婚。因"孤僻懒散、和家人经常争执5年"被送来住院。

现病史： 患者5年前中专毕业后就一直闲在家中，不出去找工作。性格越来越内向，不与外界接触，也很少与家人交流，常独自一人呆在房间中。平时母亲让他做些家务事，他也不愿干，母亲逼得急，他就发脾气。家人劝其去找份工作干干，他嘴上答应，但从不去找。生活上也越来越懒散，不讲究个人卫生，每天不愿刷牙、洗脸，都由家人提醒才去做。从不主动换洗衣服，洗澡也要家人提醒。家里来了客人，患者就躲在房里不愿出来，也不和亲戚打招呼。因为这些事，父母经常批评他，患者就和家人吵架，要么就一个人关在房中不理家人。一次，患者让母亲去买电池，母亲不肯，患者就发脾气，母亲见患者样子很凶，就从家中出去了，母亲走到楼下，就听见有东西从楼上扔下来，原来是患者把家里的书从十三楼往下扔。母亲觉得患者越来越不对劲，在单位同志劝说下送患者来就诊。

一般情况： 患者为独子，足月顺产，从小生长发育良好，适龄入学。学习成绩一般，中专毕业后一直呆在家中。从小性格内向，无烟酒嗜好。舅舅有精神分裂症史。体格检查无异常。

精神检查： 意识清，接触交谈被动，情感平淡，未引出明显的幻觉、妄想，思维内容贫乏，自我感觉脑子是空的，不想什么事情，意志要求减退，对自己的未来没打算，智能一般，自知力无。

症状分析： 患者有精神分裂症家族史，青少年期无明显诱因缓慢起病，病程呈进行性发展，表现为日益加重的行为孤僻、被动、与外界接触减少、活动减少、生活懒散；情感逐渐淡漠，对生活学习的兴趣愈来愈减少，对亲友表现冷淡；行为退缩，日益脱离现实生活。临床症状主要以逐渐发展的行为孤僻、懒散、情感淡漠、意志活动减退等阴性症状为主，幻觉和妄想等阳性精神病症状不明显。此型患者在发病早期常常不被注意，被认为是性格内向、害羞等而延误就诊时间，往往经数年病情发展到较严重时才被诊断。

诊断：根据ICD-10诊断标准符合精神分裂症（单纯型）。

诊断依据：

（1）以思维贫乏、情感淡漠或意志减退等阴性症状为主，从无明显的阳性症状。

（2）社会功能严重受损，趋向精神衰退。

（3）起病隐袭，缓慢发展，病程至少2年，常在青春期起病。

鉴别诊断：患者虽然有少言、少动、不愿与人交往等类似抑郁症的精神运动性抑制的症状，但患者症状的出现与情感的低落无关，也无抑郁症的其他症状表现，故可排除此诊断。

治疗：患者入院后予启维逐渐加量至600mg/d，分2次服用。治疗3个月后，主动性较前改善，能自行料理个人生活，情绪较前稳定，能主动关心家人，但思维内容仍较贫乏，意志仍缺乏。

青春型精神分裂症

王某，男，18岁，未婚，高中二年级学生。因"行为反常1周"入院。

现病史：患者平时在班级学习成绩好，是班长。11月10日期中考试前患者出现失眠，11月13日考试结束，14日起患者突然出现话多，说话语无伦次，家人听不懂。问他说些什么，患者做鬼脸、傻笑，还对着人乱吐痰，行为显得幼稚、兴奋；逢人便叫大哥大姐，动手拉扯他人；晚上不睡觉，在家吵闹不休；家人生气批评他，患者突然飞起一脚将父亲踢倒，口中还大骂"你这个畜生，你是谁？"班级里的同学来看他，他似乎不认识人家，还嬉皮笑脸盯着女同学看，甚至当众脱裤子，说喜欢某某女生。父亲上前制止，患者又开始大骂，并冲上来打父亲，母亲只好打"110"让警察帮忙送来医院就诊。

一般情况：患者既往体健，幼年生长发育良好，学习成绩一直在班级名列前茅。个性急躁，好强。无精神疾病家族史。入院体检无特殊。

精神检查：意识清，衣冠不整，嬉皮笑脸，做鬼脸，乱吐痰。接触不合作，兴奋，言语多凌乱，思维破裂，定向和智能检查不合作，意志要求缺乏，自知力缺乏。

症状分析：患者多在青春期急性或亚急性起病。主要表现是：不协调性精神运动性兴奋，言语增多，内容荒诞离奇，想入非非，思维凌乱，甚至破裂；情感喜怒无常，变化莫测；表情做作，好扮弄鬼脸；行为幼稚、愚蠢、怪异，常有冲动攻击行为。患者的本能活动（性欲、食欲）亢进，也可有意向倒错，如吃脏东西、吃痰、吃大小便等。可有生动的幻觉及片段的妄想，妄想内容常常比较零乱而不固定，内容荒谬与患者的愚蠢行为相一致。此型病程发展较快，虽可有自发缓解，但维持不久易再发。

诊断：根据ICD-10诊断标准符合精神分裂症（青春型）。

诊断依据：

（1）符合精神分裂症的诊断标准。

（2）在青少年起病。

（3）以思维、情感和行为障碍或紊乱为主，例如明显的思维松弛、思维破裂、情感倒错、行为怪异。

鉴别诊断：患者精神活动不协调，无明显的情绪高涨和低落，神经系统和躯体检查无特殊，故可排除情感性精神障碍和器质性精神障碍。

治疗：患者入院后行为紊乱，难于管理，予保护约束，肌内注射氟哌啶醇针剂10mg，稍安静下来。予氯丙嗪渐加至每天450mg，症状改善不理想。于2周后合并改良ECT治疗12次，6周后症状明显缓解，住满3个月后显效出院。出院时继续使用氯丙嗪400mg/d治疗，1年后减量至300mg/d治疗，病情比较平稳。

偏执型精神分裂症

余某，女，26岁，未婚，中专学生。因"言行怪异、耳闻人语、猜疑被害6个月"入院。

现病史：患者6个月前因失恋出现失眠，上课时注意力不集中，学习成绩明显下降，怕见同学和老师，最后患者连课也不上，整天呆在寝室里。寝室里同学反映，患者有时一个人自言自语、表情紧张，有时情绪激动，说听见同学和老师议论她，和同学闹矛盾。班主任打电话给家长让接患者回家。在回家的路上，患者对父亲说路上有人跟踪她。回家后患者就将家里的门窗紧闭，拉上窗帘布，不准父母大声说话，说门外有人偷听；不准父母看电视，说电视里讲的事情都和她有关，把她的事情广播出去；不准父母打电话，说有人会监听电话；称学校的同学要害她，每天通过电磁波干扰她的大脑，要把她变傻。最近1个月连饭也不肯吃，说母亲烧的饭有毒，父母和外面人合伙要害她，情绪激动，在家里扔东西，家人无法管理，送来住院。

一般情况：患者既往体健，幼年生长发育良好，学习成绩一般。个性内向，好强。无精神疾病家族史。入院体检无特殊。

精神检查：意识清，接触交谈被动合作，定向好，情感不协调，存在明显的言语性幻听，称最近半年来经常听到同学们及邻居议论她、说她坏话；存在被害妄想、被跟踪感、被监视感，存在关系妄想、物理影响妄想，称同学们在背后议论她、造谣毁谤她，要把自己名声弄臭；称自己没有人生自由，外出有人跟踪监视自己，觉有电磁波干扰她大脑；头痛，情感反应平淡，意志要求缺乏，智能可，无自知力。

症状分析：此型发病年龄较晚，多在青壮年或中年起病。起病较缓慢，病初表现为敏感多疑，逐渐发展为妄想。妄想的范围可逐渐扩大，有泛化趋势。妄想内容以关系妄想、被害妄想最多见，其次是自罪、影响、中毒、嫉妒妄想。偏执型一般不伴有感知障碍，或虽伴有幻觉，但在整个病程中仍以妄想为主者占多数。幻觉中言语性幻听最常见，内容多使人不愉快，如讽刺、批评、评议、威胁、命令等。患者的幻觉和妄想内容多较离奇、抽象、脱离现实，而情感行为则常受妄想或幻觉的支配。部分患者在发病数年后，在相当长的一阶段内，部分工作能力尚能保存，往往不易早期发现。病程发展较其他类型缓慢，如治疗彻底可获得较满意的缓解。

诊断：根据ICD-10诊断标准符合精神分裂症（偏执型）。

诊断依据：

（1）符合精神分裂症诊断标准。

（2）以妄想为主，常伴有幻觉，以听幻觉较多见。

鉴别诊断：患者精神活动不协调，无明显的情绪高涨和低落，神经系统和躯体检查无特殊，故可排除情感性精神障碍和器质性精神障碍。

治疗：患者入院后予维思通逐渐加量至每日6mg，1个月后症状逐渐减少，3个月后症状基本消失，临床显效出院。

分裂样精神病

李某，男，34岁，职员，未婚。因"猜疑被害、言行异常半月"入院。

现病史：患者是一家销售公司经理，最近公司销售业绩不好，患者感到工作压力大，2周前渐出现烦躁、失眠、脾气大。最近1周来患者开始怀疑是不是单位有人做手脚害他，导致其销售量下降，便打电话一个一个问他的客户，还到客户家挨个问过来，搞得对方莫名其妙。患者还怀疑妻子也联合外人害自己，认为妻子将另外几家公司的法人都更改成妻子自己的名字。患者感到紧张、害怕，惶惶不可终日，整天问老婆有没有背叛自己，说有人要害他。家人觉其精神状态异常，送来住院治疗。

一般情况：患者既往体健，幼年生长发育良好，大学毕业。个性内向，好强。无精神疾病家族史。入院体检无特殊。

精神检查：意识清，接触交谈被动合作，定向好，未引出明显的言语性幻听，有被害妄想、关系妄想，情感不协调，意志要求部分，智能可，自知力无。

症状分析：分裂样精神障碍以急性或亚急性形式起病，临床表现以幻觉、妄想、被动体验等阳性精神症状为主，临床表现与精神分裂症类似，但其病程持续时间较短，多不到1个月，预后较好。

诊断：根据ICD-10诊断标准符合分裂样精神障碍。

诊断依据:

(1)符合精神分裂症诊断标准。

(2)持续病程不到1个月。

鉴别诊断:患者精神活动不协调,无明显的情绪高涨和低落,神经系统和躯体检查无特殊,故可排除情感性精神障碍和器质性精神障碍。

治疗:患者入院后予维思通治疗,剂量从每日2mg加至每日4mg,症状迅速缓解,半月后症状消失,住院1个月后显效出院。

紧张型精神分裂症

刘某,女,22岁,超市营业员。因"少语、少动、不食、发呆、失眠2个月"入院。

现病史:患者2个月前和男友分手后心情不佳,渐出现失眠,经常发脾气,胃口不好,不愿吃饭,话越来越少,时常发呆。翌日清晨,患者卧床不起,家人与其说话,患者不回答,吃东西要喂食,眼神呆滞。家人以为患者因失恋心情不好所致,只予劝慰,希望患者过几天会好起来。家属有时会听见患者口中喃喃自语,但听不清说些什么,有时患者会自行起来解小便,但之后又卧在床上。家人送其到神经内科就诊,查血常规、生化、脑脊液和脑电图等均正常,就带其返回家中休养。有一天患者突然自言自语说耳边有人骂她,说她是神经病。有时一个人傻笑,有时半夜说听到门外有人叫她名字。家人觉其精神有问题送来入院。入院后患者又睡在床上不起来,让她吃饭就把嘴闭紧不肯张开,不吃不动,有时会突然叫喊一声。5天后患者又自行起来,发脾气,说别人说她坏话,将饭碗摔在地上。

一般情况:患者既往体健,幼年生长发育良好,中专毕业。个性内向,温和。无精神疾病家族史。入院体检无特殊,肌张力略高。

精神检查:意识清,接触交谈不合作,卧于床上。让其睁眼,患者不理睬,双眼紧闭,存在违拗。数问不答,问其"想不想男友",患者也说"想不想男友",有模仿言语。意志要求缺乏,智能检查不合作,无自知力。

症状分析：此型大多数起病于青年或中年。起病较急，病程多呈发作性。主要表现为紧张性兴奋和紧张性木僵，两者交替出现，或单独发生。临床上以紧张性木僵多见。紧张性木僵的突出表现是精神运动性抑制。轻者动作缓慢，少语少动，或长时期保持某一姿势不动。重者终日卧床，不食不动，缄默不语，对周围环境刺激（言语、冷热、疼痛等）不起反应，以致唾液留在口内也不咽不吐、顺口角流下。肌张力增高，可出现蜡样屈曲、被动性服从；有时则相反，出现主动性违拗，此时可出现模仿动作、模仿言语。偶可伴有幻觉和妄想。患者呈精神运动性抑制状态，但对周围事物的感知仍存在，病后对所经历事件均能回忆。一般持续数周至数月。

诊断：根据ICD-10诊断标准符合精神分裂症（紧张型）。

诊断依据：

（1）符合分裂症诊断标准。

（2）临床表现主要为紧张性木僵。

鉴别诊断：散发性脑炎：患者没有感染症状或明确的病前感染史，在运动性抑制的同时没有意识障碍，脑电图正常，脑脊液正常，故排除此诊断。

治疗：用改良电休克合并舒必利治疗，舒必利加至600mg/d，电休克做了6次后症状明显改善，住院3个月后获效显著出院。

未分化型精神分裂症

王某，男，35岁，已婚，职员。因"失眠、猜疑被害、行为怪异、耳闻人语1个月余"入院。

现病史：患者从事金融工作，工作压力大，最近经常失眠。1个月前到外地出差，下了飞机后，突然感觉周围气氛不对，觉得周围的人似乎都用异样的目光看他，在去宾馆的路上感觉有人开车跟踪他，患者感觉紧张害怕，第二天就乘飞机回来了。回家后患者就将外地发生的事告诉老婆，老婆感觉很奇怪，发现患者精神有些恍惚。最近3周患者说听到有人在背后议论他，说要致他于死地，还要害他的家人，患者非常紧张，不敢出门，将家中窗帘拉紧，不准家人外出、打电话，说有人监视他和家人。妻子认为不会有这些事，就自行去上班，患者怀疑妻子去通风报信，和外面人一起害自己，在家中发脾气、扔东西，要妻子交代清楚。有一天早晨，妻子发现患者躺在床上不肯起来，和他说话也不理，叫他吃饭也不睬，但眼睛睁着。妻子喂他水、稀饭也喝，这样躺了3天，患者又自行起来了。入院前1天，患者突然脱光衣服往外跑，被妻子发现，妻子打"110"，在民警协助下，送来住院。

一般情况：患者既往体健，幼年生长发育良好，大学毕业。个性内向，好强。无精神疾病家族史。入院体检无特殊。

精神检查：意识清，接触交谈被动合作，定向好，情感不协调，引出明显的言语性幻听，存在被害妄想、关系妄想、被监视感，行为异常，意志要求缺乏，智能可，自知力无。

症状分析：精神分裂症未分化型，指患者的精神症状符合精神分裂症的诊断标准，有明显的精神病性症状，如幻觉、妄想、破裂性思维或严重的行为紊乱，但其临床特征又不宜归入妄想型、青春型、紧张型者。

诊断：根据ICD-10诊断标准符合精神分裂症（未分化型）。

诊断依据：

（1）符合精神分裂症诊断标准，有明显的阳性精神症状。

（2）不符合其他亚型，或为偏执型、青春型或紧张型的混合型。

鉴别诊断：患者精神活动不协调，无明显的情绪高涨和低落，神经系统和躯体检查无特殊，故可排除情感性精神障碍和器质性精神障碍。

治疗：患者入院后予维思通口服液合并改良电休克治疗，维思通剂量从每日2mg加至每日4mg，症状迅速缓解，1个月后症状消失，住院3个月后显效出院。

社区精神卫生康复篇

◆ 如何认识社区精神卫生相关概念？

◆ 如何认识社区精神卫生工作的必要性？

◆ 理想的社区精神卫生服务有哪些特点？

◆ 社区精神卫生的服务内容有哪些？

◆ 如何认识国外社区精神卫生服务发展史？

◆ ……

如何认识社区精神卫生相关概念？

社区是若干社会群体（家庭、氏族）或社会组织（机关、团体）聚集在一定地理区域，形成一个在生活上相互关联的大集体。

社区精神医学是精神医学的一个重要分支。它是应用普通精神学、社会医学、公共卫生学、社会心理学及其他行为科学的理论、技术和方法，研究和处理一定时期和一定区域社会人群中精神卫生需求的一门新兴学科。

社区精神医学的工作又称为"社区精神卫生服务"，它是以社区为单元开展精神疾病的预防、治疗和康复工作，目的是提高该社区居民的心理健康水平。社区精神卫生服务在服务范围上有广义和狭义之分。广义者，以社区中全体居民为对象，即包括心理状态正常者，开展所谓"大卫生"范畴的服务，需要政府及其各部门与全社会的共同参与；狭义者，主要服务对象为社区中的精神疾病患者，由卫生部门承担主要任务，同时也需其他部门的协同和配合。对于后者，我国专业工作者习惯上称为"精神疾病的社区防治"。

社区精神卫生服务是在一定区域生活的社会人群中，应用精神病学、流行病学、社会心理学及其他行为科学的理论和技术，执行精神卫生知识的宣传、精神疾患的防治等任务。总之，社区精神医学是对社区乃至整个社会都能产生积极影响的学科。它不仅仅是医院精神医学的延伸，而是将临床医学、预防医学、康复医学以及保健医学融为一体，在社区这一广阔空间里发挥着深远影响。社区精神医学的兴起是生物医学模式向生物–心理–社会医学模式发生根本转变的必然产物，也是全球精神医学发展的重要方向。有人认为，在精神医学的发展历程中，社区精神医学是继精神分析理论、休克疗法和精神药物治疗之后的"第三个里程碑"，或者说开创了"第三纪元"。

如何认识社区精神卫生工作的必要性？

（1）国际大环境　WHO早已提出："以院所为基础的康复不可能满足

绝大多数病残者的需要，而以社区为基础的康复能给至今尚未得到帮助的病残者提供基本的康复服务。"英国、美国等西方发达国家从20世纪60年代开始提倡精神科的"非住院化运动"，使众多的精神病患者从隔离性精神病院转到社区中去。由此带来的变化是：①大型精神病院（床位在1000张以上的专科医院）数量明显减少；②在综合医院中开设精神科的数量明显增加；③患者的平均住院天数日趋缩短，急性发作的精神病人经住院治疗后，尽量给予早期出院，慢性患者多数住在私立精神病院或护理之家等过渡机构中；④社区精神卫生服务加强，按地区划分设立精神卫生中心，下属有精神病专科门诊、精神病康复所、过渡性照顾居住所、日间医院和护理之家等；⑤除精神科医生、护士外，心理学、社会学、作业疗法、家庭疗法工作者，以及老年、儿童问题的专家和其他相关人员，也参与到社区精神卫生服务的行列。虽然这些变化也带来一定的弊端，但总体效果是得到肯定的。

（2）社区人群对精神卫生服务的需求不断增长　随着工业化、现代化的进程，人们的生活工作方式有了很大的变化，精神疾病患者迅速增加，精神疾病的谱系也发生了相应的变化，精神卫生的服务范围正在逐渐扩大。以往不是精神科服务的主要范围，如儿童、青少年、老人等人群的各种心理卫生问题及行为问题，还有酒和成瘾物质的滥用等，现已成为需要精神卫生服务重点研究解决的问题，客观上要求发展社区预防和相应的服务工作。

（3）精神医学发展的必然趋势　由于精神病院的环境不同于正常的社区家庭环境，康复期患者长期生活于众多精神病患者之中，不利于减少精神残疾的发生，也不利于促使患者回归社会。精神疾病的慢性病程和高复发率的特点决定了90%以上的患者大多数时间是在社区和家庭中生活，需要得到社区长期的照料。社区精神医学的形成既是医院精神医学的延伸，也是当代精神医学发展的必然趋势。而传统的临床精神病学又称为"医院精神医学"，是以医院为基地，以诊断和治疗为主要目的。它只为求诊者个体服务，是一种被动的服务方式，较少顾及社会群体的动态趋势。而社区精神医学的服务对象则为社区所有居民，研究社区群体的动态，提供范围更广的主动性服务，包括预防宣教、心理咨询、家庭治疗、危机干预、康复指导及实施等。

（4）发展社区精神卫生服务符合中国国情　我国资源辽阔、人口众多，各类精神疾病患者的绝对数量都较高。精神病专科医院数、床位数及专业人员数与病人数或人口数相比，所占比例较发达国家要低得多，不能满足需要。利用现有社区卫生服务机构的力量和资源让更多的患者得到诊疗和帮助，是对精神病院服务的重要补充。同时，社区精神卫生服务的成本相对医院服务低，如能规范地开展，可以有效地减轻国家、社会和家庭的经济负担。

理想的社区精神卫生服务有哪些特点？

理想的社区精神卫生服务应该具有以下特点。

（1）多部门协作　社区精神卫生服务需要卫生、教育、民政、公安、残联和劳动等部门密切配合，还要动员患者家属、邻居、单位、街道以及基层保健组织、福利机构、人民团体如妇联、康复中心等的热心参与，形成一个完整的服务网络，才能使有限的人力和资源发挥最大的效益。

（2）综合性　以不同的强度提供形式多样的服务，从外展服务到门诊服务，从日间治疗到住院治疗，还包括心理治疗（个人、家庭和团体）、社会技能训练、职业康复计划等。社区应设立中途之家、辅助住房等居所服务。服务是有弹性的，应该满足不同年龄、性别和病种的服务对象的各种需求，如少年儿童行为指导、老年精神卫生保健、心理生理疾病的联络会诊、神经症和精神疾病诊治、指导慢性精神分裂症的康复、精神发育迟滞的特殊教育训练、情感障碍的危机干预等。

（3）连续性　应努力建立一个"患者可以在各组成部分之间自由流动的服务体系"，防止患者在多种服务项目中陷入无人照顾的裂缝之中。比如：发病早期的患者可以门诊治疗，疾病严重时可住院或进行日间治疗；住院患者出院时，应有与社区服务交接的机制；当患者在社区症状加重时，也能够及时向专科医院转诊；病情缓解者可到社区工疗站进行职业康复，还可以受到居委会监护网的照顾。

（4）多学科团队　社区服务队伍应由精神科医生、心理学家、社区精神科护士、社会工作者、职业治疗师、咨询师、管理者等成员组成，使各学科成员各展所长，从不同的视角对患者形成整体性的理解，并提供多层面的治疗和康复服务。

（5）可及性　社区精神卫生服务机构应位于人口集居区或工作场所附近，接近公共交通，便于患者就近就医。晚上和周末也应提供服务（至少是急诊）。

（6）可计算性　社区精神卫生服务应属于公共卫生服务范畴，由政府提供。但是在卫生资源有限的情况下，也应尽量降低服务成本，争取效果最大化。

社区精神卫生的服务内容有哪些？

1.精神卫生医疗服务

精神卫生医疗服务是为社区的精神疾病患者提供诊断、治疗和护理。

（1）住院服务　尽管目前的理念是强调尽可能将精神疾病患者留在社区中接受治疗，但是当患者不能照顾自己，或者由于精神病性症状对自己或他人构成威胁时，住院常常是必须的。社区精神卫生中心需要设立少量的住院床位，供这样的患者短期住院，控制急性症状。由于社区中心的设备和技术条件限制，对于诊断不明、治疗困难或伴有严重并发症的患者应及时向专科医院转诊。

（2）门诊服务　社区门诊的任务是为病情稳定的患者进行动态评估、解答咨询、处方药物，并为社区居民的心理健康问题提供筛查和转诊。除了被动地接诊之外，社区门诊还应提供外展服务——对那些不愿或不能来诊的患者进行电话随访、社区或家庭探访。

（3）危机干预　精神病患者对压力十分敏感，病情容易恶化。社区应设立与门诊和住院紧密联系的急救服务，紧急处理症状突然加重或出现严重药物不良反应的患者，安抚家人和邻居。这些服务常常需要警察的协助。在紧急情况下，急救人员必须有能力迅速对患者的严重程度做出评估，判断其行为能力，制订应对策略。尽管在某些情况下对患者的行为加以限制是必要的，但这种限制必须有严格的规定，要在充分尊重患者的权益和保证患者安全的前提下进行。

（4）部分住院或称日间治疗　这是介于门诊和住院之间的一种服务形式，使患者既可以接受充分的治疗和康复服务，又不脱离社区生活。日间治疗可以在专设的中心，也可以在患者家中，相当于我国的家庭病床。治疗内容除了药物治疗、心理治疗，也包括各种技能训练。

2.精神卫生保健服务

针对社区的所有居民，开展精神健康教育和形式多样的文体活动，普及精神卫生知识，创造健康的生活环境，提高个体的心理健康水平，培养良好的社会适应能力。对重点人群，比如妇女、儿童、青少年、老年人、精神疾病患者家属、从事高风险职业的人群等定期进行心理测查和心理干预，预防或者早期发现精神疾病的发生。

3.精神卫生康复服务

这里指的是组织实施社区精神疾病患者的心理社会康复。社区康复多以集体治疗的形式对患者进行独立生活、社会交往、娱乐休闲、学习工作等技能的训练，其中参加工作是心理社会康复的最终目标。职业康复训练的第一步是在庇护工厂中从事低压力、非竞争性的工作，从而学习工作技能。这种工作环境是与主流社会隔离的，是患者迈向竞争性工作的第一步。第二步是过渡性就业，由社区或康复机构与企业签订协议，担保完成某项初级的工作。受训的患者可以轮流上岗，如果工作不能完成，就由员工替代，报酬则根据患者完成的实际工作量来支付。第三步是辅助性就业，患者在康复机构的安排下以正常雇员的身份工作并获得相应薪水，但需要精神卫生服务者的评估、协调和支持。最后是独立就业，同正常人一样从事竞争性的工作岗位。这种逐级进行的康复服务是目前我国众多病人和家庭所可望而不可即的，它需要政府、企业和康复机构的共同营造。

4.精神卫生社会服务

提供社区精神疾病患者的监护与管理，在住房、交通设施、信息获得、文娱设施、法律保障、政治活动、受教育及就业的机会等方面提供公共服务，为精神疾病患者的正常生活减少阻碍。并为患者的家庭提供心理支持、信息咨询，倡导公众减少对精神疾病患者的歧视与偏见。

如何认识国外社区精神卫生服务发展史？

精神卫生服务模式是随着科学技术的发展，人们对精神疾病与行为问题发生发展规律的认识，以及社会对精神卫生服务的需求而演变的。第二次世界大战之前，精神病学的主要研究领域是器质性精神病和遗传学，服务模式以大型的精神病专科医院为主体。"二战"之后，由于社会环境因素对精神疾病和行为问题的影响受到重视，人们逐渐认识到旧式监管式的精神病院及其带来的社会隔离对精神疾病预后的不良影响——加重精神衰退和疾病的慢性化，从而开始实行精神病院院内生活环境的改革。另一方面，多种精神药物的研制开发和广泛应用使精神症状的缓解率明显提高，为患者重返社区、适应社会生活创造了有利条件。此外，在都市化、工业化进程中，与各种心理社会因素密切相关的心理卫生和行为问题的发生率明显上升，与行为和生活方式密切相关的酒、药依赖等问题也大幅度上升，以致成为某些发达国家严重的公共卫生问题，这些问题需要医学家、心理学家、教育学家、社会学家等共同努力，采取社会性综合措施，才能取得有效的结果。

鉴于上述诸多因素，世界各国从20世纪60年代以来对精神疾病的管理模式相继改革，从传统的医院为主的模式转向社区精神卫生服务模式，"非住院化运动"在全球迅速展开。康复公寓、工疗站、日间住院等社区精神康复机构和服务项目应运而生，通过在社区中接纳精神疾病患者，训练他们的生活和工作技能来减轻精神残疾。改革的另一方面，是原来过于集中的精神病医院分散到社区，设立社区精神卫生中心，负责本地区居民的精神疾病和行为问题的治疗与预防，指导患者康复与就业，提供精神卫生咨询和培训该地区基层卫生保健人员有关精神卫生知识，并提倡在各地区综合医院开设精神病房和心理咨询。这种改革的优点在于有利于动员非精神科专业人员、基层卫生保健人员以及社会福利机构和有关部门的人员重视精神卫生工作，能够及时处理应激性事件，预防精神疾病的发生，有利于对精神病患者早期发现、早期治疗，有利于精神康复和就业安排，减少精神残疾。

英国是社区精神卫生服务开展较早的国家之一，1975年发表的"更好地为精神病患者服务"白皮书，提倡精神病患者的服务应该从大的隔离性医院转移到社区服务，1981年颁布的卫生法把促进社区精神卫生服务列为优先考虑的项目。

美国从20世纪60年代开始重视社区精神卫生服务，1978年卡特政府的总统咨文中，把社区精神卫生肯定为一种基本的主要的精神卫生服务形式。到1980年大的精神病院病床数急剧下降，社区精神卫生及其他院外服务形式迅猛发展，1985年全美社区精神卫生中心达到750个，占全国1500个社区的一半。社区支持计划（CSP）是美国国立精神卫生研究所（NIMH）开发的实验项目。这一计划的重要理念是：①给予生活在社区的严重精神疾病患者最大限度的保护，使他们有条件根据自己的意愿、最少限制地选择自己的生活方式和治疗方式。社区为患者提供从较高限制性的住所（如护理之家）到较少限制性的住所（如自己的公寓），还提供从支持性就业到独立就业的选择。另外，只要有可能，治疗就应该在自然场景中，而不是在将患者隔离的机构中进行。患者可以在社区获得危机干预服务和流动治疗小组的帮助，使这些较低限制性的治疗方式尽可能避免住院治疗等较高限制性的选择。②社区要致力于开发患者的原生支持系统，包括家人、朋友、邻居、理发师、店主、神职人员及其他社区人士，他们是患者抵御压力的第一道防线，也是患者最有条件利用的巨大资源。然而，家庭成员等原生支持可能难以承担支持他们患病亲人的责任，所以，家属需要得到教育、支持和训练。③服务应使患者赋权，即鼓励患者自助和互助、参与自助团体、练习解决问题的能力，能够帮助患者建立新生并变得独立，相信自己是有能力的个体，以新的方式向世人展现自己。CSP的理念形成于几十年前，但是由这些理念发展起来的计划和干预措施已经被证明是有效的。

附　录

附录一 专家论坛

精神分裂症治疗的突破和希望

徐声汉

一、精神分裂症治疗的划时代进步

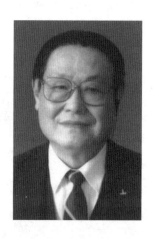

20世纪50年代初，治疗精神分裂症药物氯丙嗪的发明，是精神病学划时代的进步。氯丙嗪的出现，被誉为与血型、DNA、抗生素、避孕药等齐名的医学发现之一。我国研制的氯丙嗪于1957年经临床试用后问世，并出口国外，迄今整五十年。期间精神药物的发展进步，在医学界令人瞩目，而今精神疾病治疗药物，已跻身临床各类药物的四大家族之一，使抑郁症、精神分裂症的治疗，都大为改观。作为身受目睹这一变化的亲历者，我为之欢欣雀跃。

社会对这类"无法医治"的"怪人"的看法似乎也在改变。面对精神分裂症家人，无能为力、听之任之的时代已经过去。绝大多数的精神病患者能获取必要的治疗，以及理想的家庭社会关爱。报刊、电视、广播对这方面的宣传报道多了，不再似以往认为精神病难登大雅之堂、自杀有损社会优越而不公开宣传，而使精神病相关知识的普及颇受冷落。而今精神病的知识普及登上了电视。我出的"精神分裂症""抑郁症"等科普书也常被全国大报选用、转载。精神病患者的"黑暗时代"已经过去。

当然，兴奋之余，我对我国精神分裂症防治的现状，也仍感忧心。2007年5月卫生部发布的《精神卫生宣传教育核心信息和知识要点》仍大声疾呼：精神卫生工作关系到社会的和谐与发展，关心、不歧视精神疾病患者，帮助他们回归家庭、社区和社会，是全社会的责任。又根据实情，确定我国当前重点防治的精神疾病是精神分裂症、抑郁症、儿童青少年行为障碍和老年痴呆。精神科多年来的防治工作主要对象是精神分裂症，而今精神分裂症仍被列为首位，足见其在精神卫生工作中的重要性未减，这个病仍影响着广大人民。然而现实中，对精神科第一大病精神分裂症知识的宣传和普及则显得远远不够。家中有人患了这种病，都束手无策，不知怎样求医。即使是像上海这样的一线城市，许多家庭因此症得不到及时诊疗，或求医困难、中断治疗而使患者病情迁延不愈的情况与年俱增，这个"雪球"越滚越大。精神分裂症患者被关锁、无人照管而外出流浪、惹祸肇事者时有发生。由于缺乏相关知识，人们不大知道半个世纪来精神分裂症治疗的进步，还认为此症没法可治，又慑于社会的偏见、歧视，便把患者掩藏起来，任其疾病发展。

我做精神科医生之初，的确，精神病治疗上是缺少办法的。在我刚参加工作的时候，精神科的治疗中还没有精神药物。六七十个患者的病房，常有兴奋躁动、冲动紊乱的患者，除了把他们相对隔离于静室外，并无有效的控制办法，护理工作很难。当时没有精神药物，对患者的症状控制，只有用物理办法来约束，而没有化学药物的约束。多年来采用的胰岛素和电抽搐治疗，都属经验疗法，不良反应大，疗效也不稳定。当时影星周璇也经历了胰岛素昏迷状态下合并电休克的彻底治疗，而她的精神分裂症并未治愈，症状都改善不大。

但经历半个多世纪，治疗方面的变化，显而易见。氯丙嗪在1952年用于临床，它对精神分裂症的治疗效果，立即引起了药物学家们对此类药物的极大兴趣。此后，在氯丙嗪母核结构变化的基础上研制出更多新药。氯丙嗪化学结构上属吩噻嗪类，同类结构药物还有奋乃静、三氟拉嗪、氟奋乃静、硫利达嗪；结构稍作变化、抗精神病性效应保存的，还有硫杂蒽类的氯普噻吨（泰尔登）、氨砜噻吨、氟哌噻吨，丁酰苯类药的氟哌啶醇及其癸酸酯长效剂，其他类的利血平和五氟利多等。都是20世纪50~60年代在我国研制用于临床的抗精神分裂症药，许多品种目前在临床上仍在应用。

氯丙嗪一类药物能有效地控制精神分裂症的幻觉、妄想、思维障碍、行为异常和兴奋躁动等症状，大量的患者经治疗后能够转入社区康复。周璇的病在使用氯丙嗪半年后有了明显好转，已开始重返社会，但后来死于突发并发症。

但经过时间的检验，发现氯丙嗪一类药物，还有其不足，其疗效限于阳性症状，特别严重的是其锥体外系症状导致患者持续的功能损害、病耻感丧失、治疗依从性差而复发，通常需再度住院，形成了入院、出院来回折腾的"旋转门"现象。对更安全同时具有良好耐受性药物的迫切需要，促使了新型药物的研制和发展。

二、日新月异的新一代抗精神分裂症药

1959年合成的氯氮平，在化学结构上属于二苯氧氮平类药物，是第一个既有抗精神病作用而又不引起锥体外系症状的药物。研究还发现：氯丙嗪一类的作用机制与阻断中枢多巴胺D_2受体有关。而氯氮平对中枢多巴胺D_2受体阻断作用较弱，更主要是通过5-羟色胺（5-HT）、去甲肾上腺素受体和调节谷氨酸受体等多种受体而起作用。由是，氯丙嗪一直被称为"经典抗精神病药"，而氯氮平则作为"非典型抗精神病药"的原型药物。近15年来，新型非典型抗精神病药不断问世，品种已不少，还有一些正在研发中的更新药物。世界精神病学会采用了第一代、第二代抗精神病药物的概念。若论资排辈，上述氯丙嗪一类药物为第一代抗精神病药，而以氯氮平为首的抗精神病新药为第二代抗精神病药物。

第二代药物的发展，也非一帆风顺。1972年氯氮平在欧洲上市后不久，因有几例发生致命性粒细胞缺乏者而被撤除临床。我国在1976年引入进口药及研制国产氯氮平临床试用，证明此药对精神分裂症具有良好作用，对一些难治性患者亦有明显治疗效果。其粒细胞缺乏症的发生率并不高，且是可加以防治的。因此我国的第二代药物氯氮平先于美国等许多国家上市用于临床。

氯氮平作为第二代抗精神病药的先驱而激起了精神药理学界寻找新药

的强烈兴趣。发展对精神分裂症具有良好治疗作用同时又避免其严重不良反应的药物。西方医药学家着手进行对"氯氮平的改造",其目标是去掉氯氮平的"劣性",又充分保留发挥其"善性"。近15年来,非典型抗精神病药不断问世,如利培酮、奥氮平、喹硫平、齐拉西酮、阿密舒必利和阿立哌唑等,已成为目前临床治疗的主要品种,第一代抗精神病药物临床使用的品种已逐渐减少。胰岛素昏迷疗法亦趋淘汰,电抽搐疗法作了改进,成为"无抽搐电疗",安全性大大提高。

现以利培酮为例,对新型非典型抗精神病药的特性加以阐释。利培酮,属于苯丙异噁唑衍生物,于1994年获美国FDA批准上市。利培酮对于精神分裂症的治疗,包括急性期和慢性期、初发和复发病例,阳性和阴性症状表现及难治性病例的治疗和预防复发,都是其适应证。它对认知症状、情感症状都有良好疗效,能用于治疗双相性情感障碍、精神病理抑郁和分裂情感性精神病。对老年期精神障碍、痴呆患者的精神和行为障碍以及儿童期精神和行为障碍,都是适应证,因而已被誉为广谱的新型抗精神病药。利培酮于1997年我国上市,目前是使用最多的一线药物。

利培酮的治疗剂量通常为2~6mg/d。利培酮可引起血清泌乳素水平增高,大剂量易致锥体外系不良反应。一般认为安全性较好。在我正写此文时,已在国外上市数年、反映良好的非典型抗精神病药——齐拉西酮,于2007年9月我国上市。此药不仅对精神分裂症的阳性、阴性症状及抑郁情绪效果良好,适用于急、慢性患者的治疗,而且对糖脂代谢基本无影响,不致发胖,也不影响泌乳素水平,锥体外系不良反应发生率低,而优于上述许多抗精神分裂症药。相信此药的问世,能更好地造福于精神分裂症患者。

新型抗精神病药物的日新月异、层出不穷,让精神科医生十分欣慰。"长江后浪推前浪,一代更比一代强",这是一切事物发展的趋势。精神药物的发展如此,研制和掌控这些药物的人的涌现也如此。

更可喜的是,近年来不仅新型的治疗药物品种与日俱增,且品质不断地优化,疗效提高,不良反应减少。随着科学技术的进步,精神药物也引进了现代的新技术，让医生使用越来越便捷。精神分裂症患病期，大都缺乏自知力，不肯服药，吐药、藏药，抗拒治疗，投药问题是日常的棘手问题。在20世纪50年代，氯丙嗪国外有口服液，方便投药，我们也提出国内生产这种剂型，但多年无结果。利培酮已制备了口服液，满足了医生多年的向往。近来，利培酮又推出长效肌内注射剂，采用了可以分解微球分子为载体的新高科技技术。这第一个非典型抗精神病药的长效制剂，与以往经典抗精神病药的长效制剂相比，在治药工艺方面具有质的飞跃。患者易于接受。对初发患者，注射后可以很快控制症状，对急性症状控制消失后的巩固维持治疗也很适宜，为进一步提高精神分裂症患者治疗的依从性和减少复发提供了新的手段。

注射用利培酮微球，针剂有25mg、37.5mg及50mg三种规格供选用。一次注射后可维持疗效至少2周。其锥体外系不良反应及增加泌乳素的不良反应都比较口服片剂轻微。

近年，随着分子生物学的进步，人类基因研究突飞猛进，有力地推动了生命科学的前进。我国科学家谈家桢有云：丰衣足食、安居乐业、健康长寿、天下太平，都离不开基因科学。基因研究对精神医学影响重大，像精神分裂症这样疾病的病因突破，已进入实施程序。预示着人类攻克精神分裂症的目标已有实现可能。精神分裂症基因缺陷的确切定位，还有助于寻求治疗的新药。治愈精神分裂症的梦想正逐步变为现实。我们要让更多的人都知道：精神分裂症绝不是不能治愈的怪病，精神分裂症患者并不是社会异类。对他们的任何偏见、歧视都是违背科学和社会良知的。

精神分裂症并非现代社会病

徐声汉

精神病是最常见的多发病，严重的精神分裂症我国目前已逾千万患者。这些患者十分不幸。他们会听见别人所听不见的声音，也能看到常人看不到的形象，他们会有许多出乎常理的离奇思想。

尽管他们表面上露着笑容，可内心却蕴藏着痛苦；他们有时虽呈现着缄默镇静，但内心都似万马奔腾，情绪起伏，充满着焦虑与恐惧；活泼的人变得滞呆，快乐的人陷入抑郁；他们整个生活已脱离了现实的规范，而进入不可控制的幻想天地，与世隔绝。这些人便是世界上最不幸的精神分裂症患者，更不幸的是我们一向给他们一个可怕的名称——疯子。由于这种社会的歧视，许多人为患过此病而压得透不过气、抬不起头来。精神分裂症患者承受着世俗偏见和疾病的双重压力，即使病愈，重返社会之路，亦十分艰辛。

家中有人患了精神分裂症，会给这个家庭带来沉重的负担。看着自己的亲属从好端端的一个人变得心神失落、不近人情、失去理性，心中的焦虑可想而知。失去理智的患者，常会不顾安危，自毁生命；也会突发妄想，视友为敌，将亲人当仇人，伤害无辜，闯下大祸，影响社会安定。已故精神病学家粟宗华说过"精神病的病史是用患者及家属的血和泪写成的"，这并不夸张，因为我亲眼看过流血的事实；我经常看到家属在提供病史时，泪珠涟涟。

谈起精神病，应该说每个人并不陌生。每个人都见过疯子，现代小说中有很多对精神分裂症的描写。然而，仅从小说中了解精神分裂症，仅从人们日常生活中的印象，仅从口头上所说的"疯、痴、傻、呆"的概念里，是不能对它得出正确理解的。相反，由于不理解，心存恐惧，人们一方面总是离"疯子"远点；另一方面则从不相信自己可能会得这种毛病。其实这是盲目自信，精神分裂症也像伤风感冒等身体疾病一样，谁也不能为自己打保票，一辈子不得。

一些人家中有了"精神病"更是觉得不光彩，羞于见人；生了病就不能理直气壮、公诸于众，反而遮遮掩掩、讳疾忌医。这样不仅延误病情，还助长了社会对精神疾病患者的歧视。过去，由于医学知识的不普及，人们对疾病常束手无策，现在卫生常识宣传多了，有病知道求医；然而对"精神病"还是知之不多，精神疾病和精神卫生知识的宣传还处滞后状态，群众的知识远远不够。愚昧的做法，随时可见；社会的歧视，根基未动。因此，只有按着科学的认识，才能纠正对它的错误看法及社会偏见。

随着工业化的发展，西方国家有许多现代社会文明病，但精神分裂症并不包括在内，精神分裂症并非现代社会病。尽管这个病名，行世未久，然在中外书籍中，很早就有类似现今精神分裂症的记载。在我国，《周礼》称精神病患者为"怪民"，意为"异于社会的怪人"。《列子》载："秦人逢氏胡有子，壮而有迷罔之疾，闻歌以为哭，视白以为黑，水火寒暑，无不倒错。"总结我国战国时期经验的最早医书《黄帝内经》列有《癫狂》专篇，对精神病不仅有细致的描写，也提出了治疗的方法。历代医学家都有一些论述或病案记载，其表现酷似现今之精神分裂症患者，如明·王肯堂著《证治准绳》称："癫者或狂或愚，或歌或笑，或悲或泣，如醉如痴。言语有头无尾，秽洁不知，积年累月不愈。"之后陈士铎《石室秘录》描写的一类精神病表现是："……如痴而默默不言，如饥而悠悠如失也。意欲癫而不能，心欲狂而不敢，有时睡数日不醒，有时坐数日不眠，有时将己身衣服密密缝完，有时将他人物件深深掩藏，与人言则无语而神游，背人言则低声而泣诉，予之食则厌薄而不吞，不予食则吞炭而若快。"这一段简洁的描述中，描绘出了患者的迟钝、退缩、情绪失常、意向矛盾、睡眠反常、行为乖异、孤独离群、违拗抗拒等现象，与精神分裂症状，几乎没有怎么两样，若放之今日，医生会考虑精神分裂症诊断。

引述这些历史记载的目的是让患这种病的人相信精神分裂症是客观存

在的；这种患者，古已有之，从中照见自己——他所患的还不是旷古奇症，而增强治疗的信心。同样，在西方，希腊医学家希波克拉底被认为是科学的医学奠基人，也是精神病学之父，其论著中也有类似我国医学元典中的论述；到中世纪，处于黑暗时代，精神病患者被视为魔鬼附体，患者被送进寺院，驱赶鬼邪，一本由教皇指定编写的名叫《魔鬼的锤子》的书，记录了用拷问、烙铁烧灸皮肤等残酷的"驱鬼逐魔"治疗，声援精神病患者的呼声则被视为异端邪说，当今的社会歧视还留着"黑暗时代"的阴影。国外研究精神分裂症的学者，也没有割断这些历史，故而精神分裂症的的确确不是现代社会病，融古今中外的资料，都是如此。

精神病学专家都这样看：从存在看，精神分裂症是个古老的疾病；从对其研究和探索的水平上看，它又处于尚年轻的阶段，对精神分裂症本质的认识，未臻完善，还不成熟。但自从氯丙嗪问世以来半个世纪，精神药物发展迅速，精神分裂症的治疗已有了很大进步，与过去真不可同日而语了。

精神分裂症的昨天、今天和明天
——纪念E.Bleuler命名"精神分裂症"100周年

王祖承

一、前言

2011年是E.Bleuler命名"精神分裂症"100周年。也就是说，对人类影响最严重的精神疾病之一的"精神分裂症"名称存在有100年了。在这100年中，人类在各个方面都在想办法了解它、研究它、治疗它，目的是要攻克它。

为此，在2011年写此文以志纪念"精神分裂症"被命名100周年。

人们对精神分裂症这一疾病的认识，也早已在文学、电影等名著中见到。例如，在莎士比亚名著《哈姆雷特》改编的电影中，哈姆雷特的情人奥菲莉亚的精神反常表现，就是活脱脱典型的精神分裂症的症状：她常独自漫无目的地在花园里游荡，不住哼哼山歌小调、自语不止；忽而发笑不止，忽而愤怒咆哮；一会儿轻歌曼舞，一会儿又挤眉弄眼。尽管她本人对这样子丝毫没有感觉，好像很悠然自得，但观众看着都忧心忡忡，无不为之伤心欲泪。另外，在电影《简爱》里，男主人公罗切斯特的妻子安托内特发生精神病后，整日整夜狂吵不已，只能约束于床，整个气氛极其紧张。此外，如电影《飞越疯人院》《精神科医生》《美丽心灵》《梦非梦》等等，都有精神分裂症的影子。

1998年，我院舒伟洁、昂秋青二位研究生夫妇合写出版了一本书，名为《恍惚的世界》，里面精心挑选200部与精神疾病有关的故事片电影，其中大部分是外国电影，从文学及精神医学角度分析这些电影中表达出的多种精神疾病的特征。他们全部观看过这些电影，然后抓出这些电影中的关键要点，再加上评论，写来真不容易。而且其中大部分电影国内均未公开放映过，他们都是从上海电影档案资料馆中寻觅到的。其中专门分析了有关表现精神分裂症的电影将近40部。如果我们能全部观看这些电影，对精神分裂症的表现了解就更容易入手了。

可以说，凡是有人类的地方，就有精神分裂症。这个疾病从古到今，不分地区，不分民族，都会存在着。

如果这样一提出，就有人会问："动物会生精神分裂症吗？"这是一个非常棘手又令人感兴趣的问题。低等动物因为没有大脑，谈不上有什么精神病。而高等动物呢？尤其是灵长类动物，特别是类人猿（猩猩、黑猩猩、大猩猩、长臂猿再加上狒狒，共五种）或许有患精神分裂症的可能。但又怎么知道它们是在患有这类疾病呢？它们又不会讲话，无法了解其思维联想障碍。从现代心理学的研究中得知，它们是有思维过程的，因此必然就会有思维障碍，但只能从其行为上看出（如突发冲动、行为紊乱、刻板行为、木僵、违拗、兴奋、激惹等），至于是否有思维联想障碍，则不得而知。在精神病的动物模型分析中，使用的动物均为小白鼠之类，与灵长类动物相距甚远。动物实验可作为开发新的抗精神病药物之用，但无法了解其妄想、幻觉内容的变化。对高等灵长类动物的类人猿来说，如果它们患有精神分裂症，是否也有妄想、幻觉呢？而人类患有此病后，出现的妄想内容各有不同，至今尚无法用生物学原理来复制，真是一个谜了。

人类的联想特点是先形成概念，概念与概念之间转换成为推理，从而形成新的思维，这就是创造。高等灵长类动物有吗？这样一来，又扯出属于25个世界性难题中的一个来：人的意识是如何演变的？它是如何起源的？为什么要存在？这就绝对不是通过当前的动物实验可以解决的了。

有一个感兴趣的问题：在地球上的某些地区调查精神分裂症的患病率是在30%以上，为什么有如此大的差别呢？再了解下来，也许是流调时的标准不同导致的误会了。

另一个感兴趣的问题：患了精神分裂症的人，是不是某些病不会生了？如风湿病、肿瘤等。确有这样一些现象，是否在其基因上有某种关联？那就更搞不懂了。而患了癫痫后，精神分裂症也不易生了（起码发病的机会少了）。可能是癫痫的放电抽搐发作治好精神分裂症了，这二者确实有点相克的特点了，是这样吗？

还有一个感兴趣的问题：为什么患精神分裂症的都是些小青年？他们正好是在16、17岁，20岁，23、24岁上下，正在读高中、读大学。一旦患了这个病，给其家里父母带来多大的痛苦啊！按照上海地区每年发病率0.02%计算，那么，每年上海地区就有5000名新患精神分裂症患者出现。相应来说，就有5000个家庭面临痛苦的深渊。加上多年下来累计的患者数，这就成为一个非常严重的问题了。

二、E.Bleuler其人其事

E.Bleuler（Eugen.Bleuler，我国大百科全书标准译名为布洛伊勒，1857—1939），出生在瑞士，1881年开始在伯尼尔大学学医，1886~1896年曾担任雷诺州的州立精神病院院长。在雷诺医院时，他尚未成家，单身在医院里，和精神病患者共同生活，一起交流，仔细观察他们的多种表现，并作了很多记录，这些资料成为他以后著作中的基础材料。后来他在苏黎世大学精神科任主任，并兼任苏黎世大学近郊Zollikon处的Burgholzli医院院长。这所医院的前任几位院长，也是非常有名的精神科专家，其中就有推动精神医学使之成为自然科学的大家W.Griesinger。

E.Bleuler早期主要从事神经病学研究。1896年，他发表《后天犯罪者》的专著，较系统地研究犯罪生物学。从1904年开始，他对弗洛伊德的精神分析理论发生兴趣，并成为在维也纳心理学家中较早支持弗洛伊德学说的人之一。但在以后，他对弗洛伊德把性动机作为人的一切行为的根本因素而排除其他的驱动力这一观点产生疑问，认为这种理论无法解释宗教虔诚和美学欣赏，而且所有的神经症患者的起病也并不完全与性的压抑有关。到了后期，因在学术观点上的分歧，他与弗洛伊德的关系发生了破裂。但他仍一直肯定精神分析的价值，并在他的学术研究中继续支持精神分析在心理学上的应用。

1908年，他在担任精神病院院长期间，收集了该院647名病例，撰写了《早发性痴呆或者精神分裂症》专著，并于1911年出版。在该专著中，他首次提出将早发性痴呆改名为精神分裂症。他认为早发性痴呆不是一种单一的疾病，并非绝对不可治愈，而且也不总是发展成为痴呆。他的这些论点，与当时公认的观点相左。他还将精神分裂症归纳为一组疾病，其基本症状是联想的系列性失调。他认为多数病例的起病是隐潜的，症状是不明显的，在某些情况下，可产生对特定的问题有思维过程方面的混乱。此外，也有人认为有关内向性的概念也是他首先提出来的。他曾将内向性列为精神分裂症的基本表现之一。他又将矛盾观念描述为互相排斥的矛盾，但可以并存在精神活动之中，认为这也是精神分裂症的一个基本症状。他所提出的精神分裂症的诊断范围，实际上已扩大了克雷丕林提出的早发性痴呆的诊断范围。他所认为的精神分裂症具有基本症状（联想障碍、情感障碍、矛盾观念和内向性）、附加症状（幻觉、妄想、紧张综合征等）这一结构理论。但在同时代的学者如Von Monakow和H.EY则认为这一结构理论与早年Jackson提出的二个层次构造理论有相仿之处，并非有突出创意。

他提出"精神分裂症"这一新名称，与克雷丕林观点是对立的，但他一直以克雷丕林作为自己老师而荣，并自觉认为这是在发展克雷丕林的研究学说。

《早发性痴呆或者精神分裂症》是用德文撰写的，原书名是《Demenia praecox oder Gruppe Der Schizophrenien》。他特地在文中说，Schizophrenien是复数。后来这本书也译成英文版，我院图书馆以前也存有这书的英文版，可是以后不知什么原因就不见了，非常遗憾。但可喜的是，我院现存还有一册日本版的，是1974年由日本三位精神科专家饭田真、保崎秀夫及安永浩从德文译成日文的。近3个月来，我又粗粗地全部通读完了这本日文版的书，全书共539页，约40万字。日本方面的三位译者为出版这本书，曾在翻译时联系了E.Bleuler的儿子M.Bleuler，请他在日文版作了"序言"，M.Bleuler说起其父亲E.Bleuler为写这本书，在雷诺州立精神病院中和患者共同生活，记录了许多材料；继之又感谢克雷丕林和弗洛伊德二人，为其父亲改名"精神分裂症"提供理论指导。而日本三位译者在翻译该书是提到了几个情况：①E.Bleuler把精神分析的理论、基本心理、结构融进该疾病的称呼，才改为现名的。他结合了克雷丕林的躯体学说和弗洛伊德的精神动力学说。②认为该病基本症状中的核心是联想障碍。③认为该病是一个复合型，是一个"类"别，不是一个"种"属，属于多元的。对此，E.Bleuler在书中也特别提出说："我把早发性痴呆改为精神分裂症，这是因为多种精神功能的分裂，我想表现这一特点，并用单数称呼该病，实际上却包括了多种疾病。"

在我院1964年出版的《内部学习资料》上，发表了徐韬园教授节译于E.Bleuler的英文版《精神分裂症》之诊断一节，我把该节和日文版的《诊断》相对照，可见内容大体相同、意思一样。但该书的全部中译本未曾在中国有过。因此，对于应该通读原著全文的中国精神科专业人员来说，实际上是缺了一项学习环节。

作为E. Bleuler学派成员之一的Christian Scharfetter教授也一直在Burgholzli医院工作。2003年退休，他写了一本介绍E.Bleuler的书，书名为*Eugen. Bleuler*（1857–1939），*Polyphrenie und Schizophrenie*。在书中，他记载了去采访E.Bleuler的儿子M.Bleuler，知道E.Bleuler于1898年搬家到Burgholzli附近住下后，大他5岁的姐姐Anna患有"慢性紧张性缄默无言性精神病"，但他们一起共同生活。1903年，E.Bleuler生下儿子M.Bleuler后，他们也一起生活，一起炊事、做游戏。为此，E.Bleuler就将其姐作为仔细研究观察的对象，直至1924年其姐去世。可见，E.Bleuler就是以此为经验，探索精神病患者既有患病又有正常的二重特性，并认为良好的家庭环境可促使精神疾病向好的方向发展，为此设想"优生环境学"（指良好的生活环境可以促使精神疾病康复）。该书所指"Polyphrenie"即是说明E.Bleuler的原意：精神分裂症的内心世界是不统一的（又称为multimind）。

1916年，E.Bleuler出版了精神医学教科书，该书在当时的欧洲广泛使用。他去世以后，他的儿子M.Bleuler继续修订此书，使之至今仍成为权威性的历史专著，并由此理论而发展成为Bleuler学派。

晚年，E.Bleuler对自然哲学、生物心理学特别感兴趣，并出版了三部有关这方面的文章，如《心灵的自然发展及其意识化》。另外，他和夫人一起热心从事戒酒活动，而一直受到人们的称颂。

E.Bleuler的功劳在于他打破了原来对这一类疾病是悲观、绝望结局的看法，还认为患病与其童年时代的父母兄弟间相处有关。因此，要重视患者的整个生活史、生长发育史，并主张对患者开展心理治疗，给患者打开了可以进行治疗的希望。

但是，他在改名的同时，也把一些无明显精神病状态且症状较轻的对象也列入了该病范围中，扩大了诊断的范围。以后，随着对这个疾病的病名认识扩大，"泛精神分裂症"现象也出现了。

M.Bleuler（1903–1994）是E.Bleuler的儿子，也是精神科医师。1942年起担任巴塞尔大学的精神科教授，并对其父诊断的208例精神分裂症患者进行随访，为时20年，系统分析了这些患者的童年生活史、人格特征，提出了有关精神分裂症预后的7个类型。他认为精神分裂症的预后是可以改善的，甚至是可以治愈的。晚年，他因疾病而长期卧床，常有许多已治愈的老年分裂症患者不时来造访他的家庭，像老朋友一样地与他聊天，还戏谑地称他家门口的小路为"布洛伊勒小路"。

三、回顾过去

在中国古代，《尚书》"微子"一节中，有文字记载称"狂"（原文"我其发出狂"，经考证称"狂"字通"徍"，系外出。但该字义目前属精神病范畴）。之后，又有"瘖""疑疾""惑疾"等称呼。在《素问》及《灵枢》中提到"狂""癫""谵妄""躁""痫"等称呼，应该是统指所有的精神障碍，尚未有确切分类。当然不能用现代精神医学的分类去套用的。其中许多情况，或许就有精神分裂症的影子。

但那时不要说是属于哪种精神疾病，还根本谈不上有这个概念。就是有精神疾病，到底发生在什么部位，是人类的灵魂有病吗？等等的争论也未定。千年来，名称未变，在历代医家的描述中，对个案的描述和治疗均有专门记载，但对疾病本质方面的探讨，如机制探索等，则受历史条件限制，难以深入。再加上该疾病的特点与其他精神疾病难以区别、常混为一谈，在分类学上，尤其与现代精神疾病相去甚远，更难深入。至清代王清任通过观察人体解剖，证实明代末提出的有关精神疾病的部位是在脑部而不是在心（"灵机记忆不在心，在脑"），从唯物主义认识论的角度去观察精神疾病的发生和发展。

在国外，认识这个疾病的历史也是相当漫长的。最早有文字记载的，就是被称之为"医学之父"的希波克拉底，他曾把精神疾病粗分为7类，其中对精神兴奋类的疾病统称为"躁狂症"。以后，又有不少学者逐步认识精神疾病，至公元30年时，已认识到它是与头脑部病变有关。为此，还开展过诸如水疗、按摩、音乐治疗等的治疗方法。其中就有一部分可能是属于精神分裂症的范畴了。

到了中世纪时，欧洲进入封建主义时代，精神疾病患者就处于黑暗之中。宗教神权作为最高权力者，使神学、迷信、巫术、占星术成为统治地位，许多精神疾病患者遭受到残酷的非人道处置，还被人认为是由于罪恶和魔鬼侵入身体，患有精神疾病是魔鬼附身，所以应将那些患了精神疾病的人进行严刑拷打、火烧水烫才能驱赶掉魔鬼。当时也有人（包括医生、巫医等）将鬼神、迷信、巫术、占星术与经验医学结合在一起，用祈祷和符咒治疗精神疾病，甚至用穿颅术治疗精神疾病，既光怪陆离，又残忍无比。

有一名荷兰画家，名叫希罗尼穆斯·波希（1450–1516年），他专门描绘罪恶与人类道德的沉沦，用恶魔、半人半兽甚至机械的形象来表现人的邪恶。1475年，他画了一幅画，讽刺开颅治疗"愚蠢"的手术。

在画中，一位肥胖的患者被绑在椅子上，正痛苦地面对着观众。他的木屐整齐地摆放在椅子下方。在画的右侧，一位修女头上顶着一本合拢的书正茫然地靠在桌子边，桌子下方是一个巨大的花瓶状支柱。在画面的中间，一位牧师正捧着一个水壶。画的左侧是一位戴着僧侣头巾的滑稽的外科医生，他头上套着一个倒漏斗作为帽子，腰际挂着一把用于尿检查的尿壶，手上正拿着解剖刀在做手术，手术刀开出来的似乎不是石头，而是一朵花，另一朵花则被放在桌子上。在画家当时的时代，傻子被称为郁金香花球，与在头脑里有一个花球或石头有着相同的涵义。右上方的背景是正在吃草的小羊；中间的一位农夫和一匹马在耕作土地，一位农妇正在挤奶；左侧背景则是一个绞刑架。在远处地平线处是城市、村庄、教堂的轮廓，更远处是永恒的蓝天。

修女的作用象征着某种哲学，就像她头上那本未打开的书。画中手中捧着水壶的的牧师代表着神学。而作为骗子的医师，头上戴着倒漏斗的帽子象征着某种哲学和神学，在治疗"愚蠢"的时候医学也是无用的。画框周围金色花字写着这样两句话"大师很快就将石头切除了，我的名字叫Lubbert Das"（Das 是指来自乡村的一个傻子）。

整个手术过程明显是一场精心设计的骗局，宗教布置和程序使骗局显得很严肃。描述骗子医师为那些无辜的受害者开颅取"石"。当然，手术都是背着患者做的，患者自己是看不到手术的过程的。这幅画页讽刺了当时存在着在治疗脑部疾病时的无知和愚蠢的认识。

当然，与此同时，正邪两方面的观点都在发展着。也有对精神病的治疗主张用人道的科学的方法进行，如在9世纪时有人试探用疟疾治疗精神病；以后还有人开展用放血治疗等的方法。也有人提出应把精神疾病分为器质性疾病和没有器质性基础的疾病两大类。

法国的比奈尔是近代精神病学的先驱者和革新者。他受法国大革命的影响，在巴黎的比雪特医院实施"解放"精神病患者，即给他们解除锁链，让他们身体自由地活动。他高呼："精神病患者绝不是有罪的人，绝不容许惩罚他们，必须给予人道的待遇。"估计其中很多就是精神分裂症患者，但那时还没有此病名。他还对精神病院里的许多陈规旧俗实施改革，包括行政管理和技术设施方面，还改善精神病患者的生活待遇。他和精神病患者亲切谈话，把他们看作平等的人，解放他们的身体（史称第一次解放），用人性化的眼光对待他们，使他们有尊严。因此，自比奈尔"解放"精神病患者开始（1793年），精神医学就进入近代时期。

在近代精神医学发展史上，1860年，法国的B.A.Morel报告在一组发病于青少年的病例中，最后均出现痴呆状态，他称之为"早发性痴呆"；1870

年，E.Hecker对类似患者称为青春型精神病；1874年，Kahlbaum报告有一类出现木僵者，称为紧张型精神病。

德国的克雷丕林提出了精神疾病的分类，系统地整理各类精神疾病的特点，分析了许多病例资料，根据疾病的自然病程正式把"早发性痴呆"列入疾病的单独章节中去（1898年），这就是他的功劳。至今，我们对各类精神疾病的分类还是从他的分类基础上发展出来的。因此，可以说，自克雷丕林时代开始，精神医学进入现代的时期了。

克雷丕林的一生作了非常多的贡献。从30岁起，他就先后在多尔帕特大学、海德堡大学、慕尼黑大学任教授。他的突出成绩之一就是提出了精神分裂症的分类。至今，他的分类系统仍被大家所接受，并推动着现代精神医学的发展。

在20世纪的前50年中，对精神分裂症的研究，不论是基础的、临床的、社区的，还是生物学的、社会学的，都有很大的进步。有关它的病因，一致认为是与遗传有关的疾病，但又不完全是遗传的疾病，可以说是具有多基因遗传特点的疾病。血缘关系越近，其患病率就越高。当然，精神分裂症的发病，与环境因素、心理成长、性格特点都有一定关联。在预后上，M.Bleuler教授随访了有500名精神分裂症的结局，连续15年。得出7种结果：有完痊愈的，有部分痊愈的，有不能痊愈的。简单归纳，则是4个1/4：1/4得到痊愈，1/4有轻度缺陷，1/4留有人格缺陷，1/4有较大缺陷与衰退。这个资料可作为经典数据。在20世纪30~40年代，许多学者也都作了随访观察，那时抗精神分裂症的药物还没有登场，可以说是精神分裂症的自然病程，是最有证明力的精神分裂症的预后数据。另外，在有8篇权威的研究资料中，均提示精神分裂症的完全缓解率为12%~20%，还是很低的。

精神分裂症到底能否治愈？这是一个长期争论的题目。为此，也有许多专家重点作了研究，就是有关其"预后"的内容。

有一篇资料提供，根据医学文献索引（Index Medicus，1895~1966年）和MEDLINE电脑检索系统（1967~1991年）两大类索引，共查得686篇专题研究的论文，另加入其他的或以后列入的135篇，共821篇资料。然后筛选掉不符合要求的（如不是涉及精神分裂症的、随访时间短于1年的、失访率过高的等等）。涉及的诊断系统包括克雷丕林诊断系统（如Kraepelin的早发性痴呆、Langfeldt标准、Feighner标准、DSM Ⅲ、DSM Ⅲ-R等）、非克雷丕林诊断标准（如Bleuler的精神分裂症、Leonhard标准、Schneider首级标准、Mayer-Grpss标准、ICD-8、ICD-9、DSM Ⅱ、PSE/CATEGO系统。）随访结果是：

（1）在100年（1895~1995）中，精神分裂症的平均改善率为40.2%。具体分配如下：

1895~1925（30年）：27.6%。

1926~1935（10年）：34.9%。

1936~1956（20年）：34.9%。

1956~1985（30年）：48.5%。

1986~1995（10年）：36.4%。

（2）用克雷丕林诊断系统的方法作调查，预后较非克雷丕林诊断系统为差。DSM Ⅲ（1980年）出台后，诊断严谨，预后调查报告就差。

从20世纪30~40年代开始，精神分裂症的躯体治疗由原来的发热、放血、连续睡眠、水浴等转变胰岛素休克及电休克治疗，另外再加上精神外科手术等，使这些治疗较之前的治疗方法上，其针对性明显提高，及时控制了精神症状，开创了精神分裂症治疗的新纪元，给许多患者带来了希望。尤其是精神外科治疗，对那些极度狂躁、行凶、冲动者，有一定程度的控制。有鉴于此，精神外科的创始人莫尼兹（E.Moniz）获得了1949年的诺贝尔奖，这在当时是有划时代影响的。另外，对精神分裂症的治疗也同时采取了心理治疗、工娱治疗等的康复治疗，再加上社会关注和安排，全方位地关心精神分裂症这一疾病的治疗。

简而言之，回顾精神分裂症这个疾病的历史，几千年来，人们从不认识这个疾病到认识这个疾病、从表面的理解渐渐深入理解、从随意性的治疗到较有针对性的治疗、从落后愚昧的治疗到人道关怀等等，有了飞跃的发展，也是人类几千年来摸索的成果。尤其在20世纪的前50年中，对精神分裂症也有了深一步的认识。

四、环顾现在

自20世纪50年代起，作为第一种抗精神病药氯丙嗪登场，改变了精神分裂症的治疗命运，给精神分裂症患者带来了福音，许许多多的患者因服药后病情明显好转，使他们从约束、关押的闭塞环境中解脱出来，身体可以自由活动，也可以出院回家，甚至可以继续学习、工作。因此，他们又一次获得了"解放"，这是身体上的解放，远比"第一次解放"有效，可称为"第二次解放"。在随后的50年中（至2000年左右），抗精神病药不断涌现，还作了分类。以往有第1类、第2类、第3类、第4类抗精神病药，现在则统称为典型抗精神病药，或称第一代抗精神病药。至20世纪80年代中期，出现了非典型抗精神病药，又称为第二代抗精神病药。因其产生的锥体外系不良反应小，其他不良反应也明显减小，且使用方便、安全性高，更得到精神分裂症患者及其家属、精神科工作人员的欢迎。

有关如何称呼这些抗精神病药等级范畴的问题，我们上海市精神卫生中心的"老专家文献讨论会"活动时也发生过一次争论。一种称为"典型和非典型"，另一种称为"第一代和第二代"。到底哪一种对呢？糊里糊涂地说，二者都可以用。如果讲讲理由，后面一种理由充足，将来新药一个比一个新，可以第三代、第四代一直叫下去。而按前者理由，则更新的药物就只好叫"非典型、非非典型"了，既不通又拗口。再一查文献，原来欧洲称为"典型、非典型"，美国称"第一代、第二代"，那我们就用美国的称呼吧！

统而括之，至公元2000年时，全世界共研制过、生产出多类抗精神病药约200种。至今仍在广泛使用的约有35种（美、英、法、德、日），中国目前则有24种（实际上使用的只有12种），比先进国家的品种稍少一些。精神分裂症治疗近50年来的变化，从生物学角度讲就是从躯体物理治疗（电休克治疗、发热治疗、胰岛素休克治疗等）转向化学药物治疗。目前，几乎有98%的精神分裂症患者均在使用抗精神病药物治疗。因为使用了药物治疗后，许许多多的患者均能很好地回归社会，作为社会发展的资源，他们也能贡献出自己的力量。

　　与此同时，为了不使他们的病情反复，就有必要教会他们"遵嘱服药"。而"服药依从性"是一大问题，如能长期坚持服药，病情就能控制。反之，则易致病情复发。

　　随着广泛开展精神药物治疗和长期服药，抗精神病药物的不良反应也日益被重视起来了。早先的心血管不良反应、急慢性锥体外系不良反应、自主神经、皮肤、血液、消化道、内分泌等的不良反应都受到重视。统计下来，约莫有20种以上的多个系统或躯体部位的不良反应会出现，尤其是传统的、经典的抗精神病药更易引起。因此，用抗精神病药物治疗精神分裂症的同时，用药知识、用药技巧、用药经验是相当重要的。既要很好地控制症状、提高疗效，又能减少不良反应的发生，这其中确实有许多学问，值得不断地探讨。随着第二代抗精神病药物的出现，新的药物不良反应又逐渐引起重视。如代谢综合征（高血脂、高血糖等）就应该引起注意。当然，随着更新的药物的产生，以上的各种不良反应都会不断减少。

　　因精神药物的发展，精神药理学的研究及对精神分裂症发病机制的认识均有了长足进步。以多巴胺受体为中心，配以其他受体（去甲肾上腺素、5-羟色胺、乙酰胆碱、氨基酸、神经肽等）的研究也日益发展。这些受体的异常和神经递质的改变，都与精神分裂症的发病、痊愈有密切的关系。反过来，通过对受体深入地研究，又会促使精神药理学的进一步发展。

　　因精神药物的广泛使用，精神分裂症患者可重返社会。因此，社会及社区精神医学、精神卫生学也就蓬勃兴起了。在城市社区中开设过渡性设施（日间医院、夜间医院、工疗站、护理中心、集体宿舍等）也就不断增多，并以患者为中心的"个案管理模式"也开展了。

　　名闻国际的"上海模式"是以三级精神病防治网为基本结构，把我国特有的行政管理体系与业务工作单位之间进行联系起来，全面关怀精神分裂症患者，从治疗、护理、管理、康复、回归社会形成系统化。"上海模式"把医疗、预防、康复、管理多种环节形成一体化，这一理念逐渐走向全国和国际上，成为一项突出成绩而闻名遐迩。

Larsen首次提出DUP观点（DUP是指分裂症患者的精神病性症状发现开始至初次治疗的时间，简称分裂症未治期），其特点是起病至治疗时间越长，就越难治愈、预后就愈差。说到底，我们早在20世纪60年代就提出"早（诊断）发现、早治疗、早预防"这"三早"政策，国内也有不少资料报告、介绍，并以此开展防治工作，可惜未曾及早介绍到国际上去，所以人家当时都不了解。

记得在20世纪90年代中期，日本《临床精神药理》杂志上刊登一文，罗列世界各国使用氯氮平的情况，一数下来，共有64个国家在使用。但在"中国"这一栏目上，竟然是打了一个"？"号，我们实际上已用了有20年，经验丰富、历史悠久，也在国内发表了不少文章，但他们竟然对我们是否使用还抱有疑问、太不了解，这应该怪谁呢？

电休克治疗在当代的精神分裂症治疗过程中，仍然是必需的治疗手段。尤其是对于兴奋躁动、抑郁消极并有自杀意图者，更是有很好的效果。它可以快速、有效地控制症状，提高治疗效果。为了能更好地起治疗作用并减少不良反应，又出现了麻醉下施行电休克的治疗方法（称为无抽搐电休克治疗或改良电休克治疗）。因安全性高，适应范围又有扩大（尤其是较大年龄者），更是当前必不可缺的治疗方法。由于精神药物大范围使用，电休克治疗的总数比过去有所减少。

而另一个过去常用的胰岛素休克治疗，则因"少、慢、差、费"原因，目前渐渐地已不能适应情况发展，退出了精神分裂症的治疗历史舞台。但电休克治疗却不能退出历史舞台。每年，总是有人会问（尤其是实习医师）"电休克能治疗精神病的机制到底是什么？"这是一个既简单又深奥的问题，我们目前都不能准确回答出来，只能似是而非地回答。但有一个反问倒是很精确的，就是"水的分子结构在没有搞清前，人类几十万年下来都是在饮用它，对生命非常重要，为什么没有拒绝？"这是很有趣的反问。在精神科这门学科中，未知问题实在太多了，如果一定要弄清来龙去脉才可以开展治疗，那只能对这么多的精神病患者放弃治疗，让他们在"恍惚的世界"中自生自灭了。由此可见，精神科是一门非常深奥的学科，很多治疗方法是先有经验才有机制，实践在前，理论在后。

此外精神分裂症患者踏上社会后，常常会遇到被歧视的情况。他们的人格尊严以及正常生存权利，都会受到影响。因此，"病耻感"就会成为压在他们头上的大山。要消除"病耻感"，就要消除社会上对他们的偏见。这当然与文化传统习惯密切相关，不是短时间内可以解决的。因此要不断加强社会宣传，不断鼓励人们奉献爱心。从某种角度上说，当把精神分裂症患者能视为普通人一样时，社会和谐也许能真正实现。

前几年，忽然冒出一个"被精神病"的称呼，这种称呼以前也未听见过。言外之意，精神病院会无缘无故把正常人拉进精神病院，让他们变成精神病患者，受到社会歧视，然后呢？照这个推理下去似乎也很荒唐。再说，精神病院难道没有什么事干？就是把正常人拉进医院来玩玩、寻开心？给他"被精神病"了就太平了吗？真是把精神病院、精神科医务工作者的神圣形象玷污了。

众所周知，精神病学是医学中的一个分支，凡住入精神病院中的人士，绝大多数是有精神障碍的，其中很多是患有精神分裂症的。即使某些个别对象的诊断有出入，也决非故意而为之，应予以实事求是地澄清就可以了。随着医疗过程的规范化、标准化，这种情况应该是极为罕见的。现在，大叫什么"被精神病"，似乎一旦"被精神病"就很不光彩似的。有些媒体和个别律师大肆渲染，看起来精神病院的问题很大。实际上，这正是在潜意识中对精神病患者有歧视的一种表现。记得有一家著名的报纸，在报道精神病患者的肇事肇祸案例时，就常用带有歧视的"武疯子""文痴""花痴"一类称呼，至今仍未消除，我曾向他们提意见，但他们依旧我行我素。作为媒体，也这样使用带有"偏见"称呼，那一旦遇到精神病诊断发生歧义时，就会大惊小怪提出所谓的"被精神病"了。

简而言之，"消除偏见"是我们治疗分裂症的一大任务，任重道远，从现在开始，直至将来。

五、仰视未来

一提到未来，可以海阔天空、遐想无限，但也要有依据，不能胡来。

从哲学角度讲，有两点可以肯定：一是精神分裂症总能够攻克的；二是只要有大脑存在，这个疾病总是存在的。

一万年以后，随着容纳的信息量不断增加，人的大脑越来越大，脑细胞液越来越多，沟回也更深、更细密，头颅也更大。因此，推测患精神分裂症的机会也许更多。以前有资料说，人脑的细胞有10亿个，后来又说有100亿个，最近报上介绍说有1000亿个。到底有多少？最近，复旦大学华山医院神经科终身教授秦震在我们的"老专家沙龙"活动会上风趣地说："人脑细胞的数量就像天上的星星，数也数不清。"说得大家都笑了起来。

100年后（2111年），人们还关心这个疾病吗？到那时，地球上已人满为患，达170亿~200亿（据资料介绍，公元0年，地区人口是2亿~3亿；公元1500年，5亿；1820年，10亿；1930年，20亿；1960年，30亿；1974年，40亿；1987年，50亿；1999年，60亿；2011年70亿。现在平均每年增加1亿。地球极限人口是90亿~100亿。如此速度，多么可怕！），衣食住行都成为问题。尤其是吃饭问题，因种种困难，没有那么多粮食供应，人们已为生存而挣扎了。也可能那时精神分裂症这一疾病已经被攻克了，人们也不会花大力气关心了。

如果预测一下，至2050年前，能攻下精神分裂症吗？这是一个非常有趣的问题。

日本精神科综合性杂志《心的世界》在2000年3月号的一期中，刊登了对日本49位大学精神科教授的书面调查。这是继第一次调查（1986年）以后相隔15年的第二次调查。15年下来，大学教授已全部更新过，所以对精神分裂症是否能在21世纪前半期（2050年前）攻克下来，看法也必然有所改变。

调查结果：1986年，有51名精神科教授回答，认为能攻下的6人（11.8%），不能攻下的有31人（60.8%），不肯定的有14人（27.4%）；在2000年，有49名精神科教授回答，能攻下的12人（24.5%），不能攻下的有33人（67.3%），不肯定的有4人（8.2%）。

从此数据可见，二项调查人数相仿，但在"能攻克"与"不能攻克"方面，看法均有增长，而在"不肯定"方面则明显减少。由此可见，前后调查相隔15年，具体看法已有些改变。随着对精神分裂症研究的深入，有关病因逐渐显露出来，随之攻克的手段也可以设想出来，因此会在治疗此疾病的方法上有所前进。

在15年前（1986年）认为精神分裂症不能攻克的主要理由如下：①对近50年来的预后作调查统计，发现精神分裂症的缓解率（完全缓解＋不完全缓解）仅增加10%（由50%增至60%），预测在21世纪前半期其缓解率只能增加至70%~80%。②在整个20世纪中，人类仅克服了感染性疾病，其他均未攻下。（实际上感染性疾病也未攻下）③分裂症有一定的素质遗传因素，也可以说是一种人格的疾病，且也不能排除养育成长的环境，药物是无法根治的。④治疗具有核心症状的患者是很困难的。通过人们的努力可以减轻症状，加强社会福利措施后可使一般患者在所生活的社会得到改善。⑤至今仍不明了分裂症是究竟单一的疾病还是一组复合的症状群。在21世纪前半期，对精神现象和神经系的活动研究会有很大进展，但还难以达到控制、掌握这些活动。在21世纪后半期的50年中，通过基础科学如神经生理学、神经化学、神经精神药理学等进展，将不断发现新的规律，或许会对精神医疗带来重大的变革。⑥不能期待对病因治疗会有重大突破。另外要消除社会上对精神疾病的蔑视和偏见，普遍开展精神卫生教育，对精神病院的根本改革，已经解决通透血脑屏障等问题，开发新的化学物质、开展环境治疗等等，都是必需的。⑦由于药物治疗和其他治疗方法的继续发展，对症状的改善和防止复发比现在有进步，但要预防发病和完全治愈则是困难的。⑧预测到该时还不能解决病因，随着文明的发展，人际关系复杂化以及社会结构的变化等，分裂症的病态也会多样化，故该病不会消失。⑨其他理由（从略）。

相隔15年后（2000年）的第二次调查认为精神分裂症不能攻克的理由

如下：①是一种异源性疾病，难以用单一的治疗方法去解决。②是一种属于"语言表达的病态"特征，是不可能调整的，是在生长发育过程中所形成的痼疾。③在生物学，尤其是遗传学方面的问题还是很多，难以突破。④可以和正常人共存生活，但不能彻底共处。⑤难治性患者依旧存在。⑥属于神经发育整体性问题。⑦部分病因可以明了，但还不能全部明了。⑧与社会环境及人际关系的多样性有关，不能解决此点则难以攻克。

当然，也提出了可以攻克的理由如下：①当前神经学科的研究发展神速，有利于尽早解除谜团。②遗传学研究速度也快，在探索病因方面必然有许多进展。③对精神分裂症患者开展综合治疗，确实有效。④可以和正常人共存生活，就认为是"攻克"了。⑤可以整体提高精神分裂症患者的各种素质。⑥近50年来在精神分裂症的治疗方面确实已取得长足进步，再过50年就必然有希望。

若对精神分裂症这一疾病抱有乐观态度，首先要开展相关研究。众所周知，精神分裂症是脑的疾病。在上世纪90年代起，以"脑科学"为中心开展了这方面的研究。其中既有生物学方面的，也有社会-心理学方面的。从生物学角度看，在分子遗传学方面，开始大家都翘首以待，似乎会有些突破，尤其在连锁分析及候选基因二方面开展研究，前者认为染色体 $6q$、$22q$、$13q$ 等的位点有发现，后者则在多巴胺的 D_2、D_3、D_4 受体亚型和5-羟色胺的 $5-HT_{1A}$、$5-HT_2$ 等编码基因有异常。但进一步再研究则都没有肯定性证实。2005年，英国 Craddock 和 Owen 发表新观点，认为精神分裂症和双相障碍有共同的遗传基因，通过 NRG_1（神经调节蛋白1）、$DISC_1$（断裂基因1）、DAO（肠黏膜上皮绒毛细胞内酶）、RGS（G蛋白信号调节因子）及 BDNF（脑神经营养因子）等研究，发现有共性。并提出"Kraepelin 二分法的终结就此开始"，这是一个新动向，不得了哇！但是有否新突破，难哪！还要看今后发展。

还有，在生化、免疫学方面，各种神经递质如多巴胺（DA）、去甲肾上腺素（NA）、乙酰胆碱（Ach）、5-羟色胺（5-HT）等方面也都在进行研究，甚至有内腓肽、神经肽等方面，也在不断研究，但成绩都不容乐观。

在影像学方面，包括CT、MRI、SPECT、PET等项目的研究，均发现精神分裂症患者的脑室扩大、脑皮层体积减少的情况。其中尤以大脑皮层的前额叶、中脑边缘系统的变化与精神分裂症的发病有关系。回顾100年下来对精神分裂症患者的脑病理检查，也只有发现脑组织萎缩、脑结构异常，以侧脑室、第三脑室变化为大，其次是海马、海马旁回、杏仁核、额叶及颞叶、小脑蚓部等变化，出现神经细胞变性、纤维走向异常等特点。只有研究设备越先进，才能越深入下去。另外，从各种目前可以着手的生物学工具作广泛开展研究，如脑电生理、生化免疫、动物实验、眼球运动等虽有收获还不大。而且也不是每个患者都会有异常发现，也有很多人并不异常。有关精神分裂症的发病机制假设，有很多理论，如修正多巴胺理论、神经发育异常论、生化代谢异常理论、其他神经内分泌学的免疫异常理论等。日本融道男归纳该病的发病机制，共有19个。简单概括为：神经递质理论（3个）、脑局部病变理论（3个）、信息处理障碍理论（3个）、易感性模式理论（3个）、心理社会模式理论（4个）、综合模式（3个）。总之，问题很多，学说依然，只有解决精神分裂症的病因，才能根本解决治疗问题。而病因的解决，有依赖于各类生物学、医学尤其是神经科学的发展。神经科学的发展是建筑在生物学的基础上、生命科学的基础上的。因此，可以说，当生物学的生命科学研究有所突破时，精神分裂症病因攻下来的时代就来到了。

另外，从精神药理学角度入手，可以研制出新一代的抗精神病药。从已了解的资料中，这些抗精神病药的作用机制非常多样化，有作用于D_2、D_3、D_4受体的，也有作用于$5-HT_{1A}$、$5-HT_2$受体的，有作用于谷氨酸的NMDA（N-甲基-D-天冬氨酸）受体、AMPA（α-阿基羟甲基异噁唑丙酸）受体、KA（海人草酸）受体、γ-氨基丁酸受体，还有作用于乙酰胆碱受体、σ受体等。

目前，世界上权威的医疗机构和医药公司正在不遗余力地开发各种新颖的抗精神病药。其理想的目标是作用范围广、起效迅速、安全性高、不良反应小之又小、使用简便、在体内稳定作用及维持时间长，既能治疗阳性症状、阴性症状、认知功能损害等障碍，甚至还可以改善人格缺损、提高认知能力。最近即将上市的新药就有Blonaselin、Lurasidone以及Bifeprunox，在可预见的10~20年中，将有30~40种抗精神病药出现，平均每2年有一新药上市。从而可以明显地改善精神分裂症的症状。甚至还有一种设想，就是设法寻找一种只需一次用药就可维持患者一生的药物，或植埋在体内，或植埋在脑部，让它慢慢释放。当然，未来新药的不断出现，其理想化的程度越来越高，代价也就越高。以我国的情况来看，目前第二代抗精神病药的制造代价就高出第一代的10倍至100倍，不论是国家的或是个人的支付，医疗负担必然十分高昂，在所占医疗负担总费用的比例中，也就会明显增长。

再进一步说，即使生物学方面的研究作继续深入时，我们也不能袖手等待。因为在社会–心理学方面完全可以入手。有许多患了精神分裂症的患者，由于有良好的环境、温馨的生活氛围、相互关心的人际关系、周到的康复措施等等，照样能使疾病好转，并能参加工作、结婚成家、生育子女，终生平安。所以，绝不能认为当患了精神分裂症后一切都完了，抱有自暴自弃、灰心丧志的心态。只要通过各种努力，还是有好的结局的。在我们的随访时也发现，许许多多精神分裂症患者，到了中年以后，病情都渐渐缓解下来了，能继续工作，过着良好的家庭生活，有的甚至连抗精神病药物都不服了。

Luc Ciompi是瑞士的精神科专家。他是当代"瑞士精神科学派"的领头羊（该学派包括布洛伊勒父子、A.Forel、C.G.荣格等人）。20世纪80年代，他提出了著名的"精神分裂症发病机制"又一个理论体系。他经过长期随访，认为精神分裂症的预后还是好的。他的理论要点是称分裂症有先天性遗传的易感性，加上后天压力所致的代偿不足，造成"情感逻辑"改变而发病；如果良好的环境和照顾，可以使病情稳定。为此，他亲自参与建立"Soteria Berne"社区服务场所，证实了他的理论，该活动闻名遐迩，影响极大，至今还在进行着。

因此，对精神分裂症患者开展生物–药物–社会–心理方面的全方位照顾，可以明显提高其疗效、改善其预后。为此，国际上也相继成立精神分裂症的"生物–药物–社会–心理康复治疗协会"，也是有其良好的心愿的。

六、后记

2001年，上海市各界经过重重困难，齐心协力完成了《上海市精神卫生条例》的制订，并隆重出台这首个精神卫生的地方性法规。出台后，立即提升了精神卫生工作的重要性，提升了精神障碍者的社会地位，提升了从事精神卫生工作者的自尊感，也使精神卫生的相应工作更规范化、科学化、人性化。紧接着，北京、杭州、宁波、无锡等城市也都相应出台了精神卫生的地方性法规。那么，国家的《精神卫生法》何时可正式颁布呢？

经过重重努力，2012年10月28日，全国人大常委会正式通过了《精神卫生法》，这是我们精神卫生战线上的大事，也是我国全体公民的大事。最早是在1984年，刘协和教授等就参与起草撰写《精神卫生法》，修改有14稿以上，一而再、再而三、三而四，一直难以出台。难以出台的原因，一是中国地大人多，难以面面俱到；二是经济发展不一致，难以平衡；三是各种法律排队待通过，排不上队；四是不到火烧眉毛不会受重视；五是各种问题都亟待解决，而"横炮"又飞过来（如"被精神病"之类悖论）。于是一拖再拖了很久。有个岛国，叫基里巴斯，过去也没有注意过这个国家，他们倒有"精神卫生法"。我们这么大国家，反而迟迟出台。

《精神卫生法》在所有的法律中是属于小范围的法律，但却也牵动着整个社会的安宁、文明，也涉及到整个社会素质的提高、人类文明的提高。有了《精神卫生法》，精神分裂症患者能得到全面而广泛的保护，使他们能较好地回归社会，能体验到一系列人间的温暖。而精神卫生工作者也更有明确目标投入工作。

"精神分裂症"这一名称，应用至今正好有100年了，但查查我国早年的有关资料，中文表达上一直是用"早发性痴呆"这个名词的。日本的资料显示，他们是在1933年起改称为"精神分裂症"，并用汉字书写。而我国则是在1934年由民国政府教育部颁布的《精神病理学名词》中首次提到用"精神分裂症"这一称呼，估计是从日本传来的。而该年日本又再改称为"精神分裂病"，我国则未再跟着改，就一直称"症"直到现在。而其间的20世纪40年代、50年代初期，在出版若干类专著中，仍称为"早发性痴呆"，至50年代中期以后，再统一称呼为"精神分裂症"。

说起"精神分裂症"这个名称，因中国汉字的特点，它包涵了很多文字的想象力，从而引起人们的"望文生义"心理现象，会对患了这个病后产生恐怖的、绝望的心情。

想想我们的名字，都是吉利的、阳光的。即使那些坏人的名字、十恶不赦的"人渣"名字，也都是很光鲜的。推而广之，什么城市名、街道名、商品名、纪念品名等等，凡是要取名字的，都是好的称呼、正派的称呼，而且还要朗朗上口、叫得响亮、光明正大。但为什么与精神病相关的称呼就这么讨人厌、不受欢迎呢？

从20世纪80年代开始，国内的很多精神病医院都逐渐改名了，叫什么"精神卫生中心""第三人民医院""第六人民医院"等等。其目的也是想使社会人群能听了不刺耳、愉快地接受。

自1995年起，日本首先发起改名活动了，并联系到韩国、新加坡、中国和中国的台湾、香港地区，广泛征求意见，是否应把"精神分裂症"名称改掉？改什么名称为好？ 1996年，我开展了2次调查，一次是对北京、上海、广州三大城市的精神科医师进行书面征询，共调查314名（精神科医师占96.5%）。结果为支持改名的为51.5%，不支持改名的为40.7%，二者均可为7.7%。另一次是通过浙江省的《精神卫生通讯》（1998年）广泛征求意见，有27个省市的201名读者参加征答。结果为支持改名为54.55%，不支持改名为41.62%，二者均可为3.87%。而日本的结果则是100%支持改名，终于在2002年的横滨WPA大会上宣布改名，称作"统合失调症"，并于当年9月1日起正式使用。到了这一天，果然整个日本的精神科学界，均使用新的名称，不再用原有的名称了。与此同时，他们把"老年痴呆症"也改为"认知症"。至现在，又是将近十年了，一致反映改得非常好，患者、家属都很能平静地接受这个称呼，医患冲突也减少了。由此可见，这个名称当时有其先进性、时代性，但现在已落后了，不同时代有不同特点，不合时宜的就会慢慢淘汰，这就是科学性、辩证法。

有人认为，破解精神分裂症这一疾病，只有从生物学角度入手。但为什么城市患精神分裂症的要高于农村1倍（甚至1.5倍）呢？以前，我们到法国访问时，法国同道对我们说，他们约有1/4的精神科医师从事儿童精神疾病的。我当时听了很惊讶，初以为他们的儿童精神病患者很多。后来他们解释说做好儿童期的精神卫生工作，将来这些对象进入青年成年期后，发生精神疾病的机会就会明显减少。我听了以后更为惊讶，赞叹他们的眼光远、前瞻性强。联想到我国当前农村的留守儿童有5000万，他们中有很多的心理问题。报载：据全国妇联调查，中国有5000余万留守儿童。在江西，流传着一句顺口溜，"父母在远方，身边无爹娘，读书无人管，心里闷得慌，安全无保障，生活没希望"。而城市中的青少年，因应试教育等的许多问题也会导致大量的心理障碍。他们之中或许就有很多潜在的精神分裂症患者，多么可怕!

上海每年推算有5000名青少年新发生精神分裂症，其中很多与社会压力有关，如应试教育、家庭暴力、单亲家庭、婚恋、就业等都密切相关。因此，开展精神卫生活动更是需要，这就是需要在社会–心理–文化方面多加努力了。

按上理推算，我们从事精神科工作的专业人员（医师、护士、社会工作者、临床心理师、精神康复师等）实在太少了。如精神科医师，上海在国内还是最多的，约有1000名，但在城市人群中的比例则仅为万分之0.41，比WHO规定的"1"低，比美国的"2"更低。记得在上世纪90年代时，东北地区的同道提出每年的11月1日为"精神科医师节"，是他们自己发起的，自娱自乐、自尊自强、自我鼓励，我当时听了很觉好笑，现在想想很有必要，认为应该搞，最好能写进《精神卫生法》中。

因为精神分裂症是一个需要长期治疗的疾病，必然在经济负担上要作长期考虑。因此，有关疾病的经济负担问题就成为各级政府、人们关注的问题。精神分裂症治疗的直接成本（如美国有关精神分裂症的治疗开支占全部疾病治疗开支的2.5%），再加上间接成本（为直接成本的3~4倍）就明显提高。

另外，因患精神分裂症后面丧失的健康工作能力和生命年，在其他国家的疾病负担中占据前25位（中国为第18位），且预测至2020年时也不会下降。

为此，对精神分裂症的关注更为重要，不仅是疾病本身对患者家庭带来的不良影响，而且也对社会带来很大负担。我们要把各方的力量集中起来，以便把精神分裂症对个人、家庭、社会的损害降到最低点。

简而言之，人类和精神分裂症这一疾病的较量，是渐渐地从愚昧无知发展到表面的、再到较熟悉的阶段，道路曲折，进步缓慢，至今还未进入完全了解的"自由王国"阶段。但前途总是光明的，仰望未来，总有破解它的时候。

附录二　广播访谈

《中华人民共和国精神卫生法》
（2018最新修订）解读

1.《中华人民共和国精神卫生法》（以下简称《精神卫生法》）的出台，目的何在？

李广智：磨砺27年的《精神卫生法》，终于在2012年10月26日获得全国人大常委会表决通过。根据2018年4月27日第十三届全国人民代表大会常务委员会第二次会议决定：①将第八条第二款中的"人力资源社会保障"修改为"医疗保障"。②将第六十八条第二款中的"人力资源社会保障、卫生、民政"修改为"医疗保障"。将第三款中的"民政"修改为"医疗保障"。在《精神卫生法》的第一章第一条讲得非常明确：为了发展精神卫生事业，规范精神卫生服务，维护精神障碍患者的合法权益，制定本法。

2.《精神卫生法》的意义何在呢？

李广智：数据显示，精神疾病在中国疾病总负担中排名首位，约占疾病总负担的20%，约有1亿人患有各类精神疾病，其中约1600万人为严重精神障碍患者。这一庞大的数字背后，是一个不容漠视的群体的权利生态，对他们权利保障的程度与水平，直接影响着整个国家的法制化进程。因此，《精神卫生法》的出台，根本意义是将这一群体的权利拉入公众关注的视野，进入政府责任的范围，纳入法治保障的轨道，从而在国家法律体系中进一步提升保障权利的空间。

3. 介绍一下《精神卫生法》共有多少章，各章的大致内容是什么？

李广智：《精神卫生法》共有七章：

第一章　总则（1~12条）

第二章　心理健康促进和精神障碍预防（13~24条）

4. 精神障碍能预防、能治疗吗?

李广智：精神障碍是能预防、能治疗的。关键在于我们平时要养成良好的心态和健全的人格。第二章第二十一条指出：家庭成员之间应当相互关爱，创造良好、和睦的家庭环境，提高精神障碍预防意识；发现家庭成员可能患有精神障碍的，应当帮助其及时就诊，照顾其生活，做好看护管理。这里特别要强调，精神障碍的防治，一定要做到三早：早发现、早诊断、早治疗。

5. 究竟什么是精神分裂症?

李广智：本症是一组病因未明的精神病，多起病于青壮年，常缓慢起病，具有思维、情感、行为等多方面障碍及精神活动不协调。通常意识清晰，智能尚好，有的患者在疾病过程中可出现认知功能损害，病程多迁延，呈反复加重或恶化，但部分患者可保持痊愈或基本痊愈状态。

6. 精神分裂症有哪些症状呢?

李广智：下面列举9条症状，精神分裂症至少有下列的2项。

（1）反复出现的言语性幻听。

（2）明显的思维松弛、思维破裂、言语不连贯，或思维贫乏或思维内容贫乏。

（3）思想被插入、被撤走、被播散，思维中断，或强制性思维。

（4）被动、被控制，或被洞悉体验。

（5）原发性妄想（包括妄想知觉、妄想心境）或其他妄想。

（6）思维逻辑倒错、病理性象征性思维，或语词新作。

（7）情感倒错，或明显的情感淡漠。

（8）紧张综合征、怪异行为，或愚蠢行为。

（9）明显的意志减退或缺乏。

7. 其中哪些症状最常见呢?

李广智：最常见的是幻听和被害妄想。

8. 幻听有哪些具体表现?

李广智：精神分裂症患者幻听的内容通常是对患者的命令、赞扬、辱骂或斥责，因此患者常为之苦恼和不安，并产生拒食、自伤或伤人行为。有时"声音"把患者作为第三者，内容是几个人议论患者。幻听常影响思维、情感和行为，如侧耳倾听，甚至与幻听对话、破口大骂，也可能出现自杀以及冲动毁物的行为。幻听可见于多种精神障碍，其中评论性幻听、议论性幻听和命令性幻听为诊断精神分裂症的重要症状。

9. 最常见的妄想是什么?

李广智：被害妄想、关系妄想、嫉妒妄想、夸大妄想、非血统妄想等。据统计，被害妄想在精神分裂症的出现率为80%左右，关系妄想为50%左右，夸大妄想为39%左右。

10. 被害妄想有哪些表现?

李广智：被害妄想是最常见的一种妄想。患者坚信他被跟踪、被监视、被诽谤、被隔离等。例如某精神分裂症患者认为他吃的饭菜中有毒、家中的饮用水中也有毒，使他腹泻，邻居故意要害他。患者受妄想的支配可拒食、控告、逃跑或采取自卫、自伤、伤人等行为。主要见于精神分裂症和偏执性精神病。

11. 如果有了幻听、妄想，是否可以诊断为精神分裂症?

李广智：如果有了刚才列举的症状，精神症状已经非常明显了，应该及时就诊，由精神科医师再根据《严重标准》《病程标准》《排除标准》来确诊或排除是否患有精神分裂症，及时治疗。

12. 第三章的内容是什么?

李广智：第三章是"精神障碍的诊断和治疗"，从第25~53条，共29条，谈了精神障碍的诊断和治疗的一些细则，如诊断人员和机构的资质、患者的合法权益等。

13. 开展精神障碍诊断、治疗活动,应具备哪些条件?

李广智:第三章第二十五条指出,开展精神障碍诊断、治疗活动,应当具备下列条件,并依照医疗机构的管理规定办理有关手续。

(1)有与从事的精神障碍诊断、治疗相适应的精神科执业医师、护士。

(2)有满足开展精神障碍诊断、治疗需要的设施和设备。

(3)有完善的精神障碍诊断、治疗管理制度和质量监控制度。

(4)从事精神障碍诊断、治疗的专科医疗机构还应当配备从事心理治疗的人员。

14. 根据《精神卫生法》,哪些患者需要住院?

李广智:第三章第三十条规定:精神障碍的住院治疗实行自愿原则。诊断结论、病情评估表明,就诊者为严重精神障碍患者并有下列情形之一的,应当对其实施住院治疗。

(1)已经发生伤害自身的行为,或者有伤害自身的危险的。

(2)已经发生危害他人安全的行为,或者有危害他人安全的危险的。

15. 根据《精神卫生法》,患者出院有哪些规定?

李广智:第三章第四十四条规定:自愿住院治疗的精神障碍患者可以随时要求出院,医疗机构应当同意。

对有本法第三十条第二款第一项情形的精神障碍患者实施住院治疗的,监护人可以随时要求患者出院,医疗机构应当同意。

16. 如果医疗机构认为还需要住院怎么办?

李广智:医疗机构认为前两款规定的精神障碍患者不宜出院的,应当告知不宜出院的理由;患者或者其监护人仍要求出院的,执业医师应当在病历资料中详细记录告知的过程,同时提出出院后的医学建议,患者或者其监护人应当签字确认。

17.《精神卫生法》第四章是"精神障碍的康复",康复机构提供哪些服务?

李广智:第四章第五十四条规定:社区康复机构应当为需要康复的精神障碍患者提供场所和条件,对患者进行生活自理能力和社会适应能力等方面的康复训练。

18. 精神障碍患者在家，能够得到医疗照护吗？

李广智：第四章第五十五条规定：医疗机构应当为在家居住的严重精神障碍患者提供精神科基本药物维持治疗，并为社区康复机构提供有关精神障碍康复的技术指导和支持。

社区卫生服务机构、乡镇卫生院、村卫生室应当建立严重精神障碍患者的健康档案，对在家居住的严重精神障碍患者进行定期随访，指导患者服药和开展康复训练，并对患者的监护人进行精神卫生知识和看护知识的培训。县级人民政府卫生行政部门应当为社区卫生服务机构、乡镇卫生院、村卫生室开展上述工作给予指导和培训。

19.《精神卫生法》第五章"保障措施"是什么？

李广智：《精神卫生法》第五章"保障措施"从第60~71条，共12条措施，保障《精神卫生法》得以实施。保障措施谈到了各级政府部门的职责；医学院校应当加强精神医学的教学和研究，按照精神卫生工作的实际需要培养精神医学专门人才，为精神卫生工作提供人才保障；精神障碍患者的医疗费用的支付保障以及医务人员的人生安全保障。

20.近来医患矛盾、医患纠纷屡有报道，精神卫生服务人员有哪些保障？

李广智：第四章第七十一条规定：精神卫生工作人员的人格尊严、人身安全不受侵犯，精神卫生工作人员依法履行职责受法律保护。全社会应当尊重精神卫生工作人员。县级以上人民政府及其有关部门、医疗机构、康复机构应当采取措施，加强对精神卫生工作人员的职业保护，提高精神卫生工作人员的待遇水平，并按照规定给予适当的津贴。精神卫生工作人员因工致伤、致残、死亡的，其工伤待遇以及抚恤按照国家有关规定执行。

21. 第六章"法律责任"是什么？

李广智：第六章从第72~82条，共11条，规定了各级政府机构、医疗机构、医护人员、家属必须遵守的法律法规。还指出心理咨询人员不得从事心理治疗或者精神障碍的诊断、治疗。

22. 曾经发生过故意将非精神障碍患者强行送入精神病院的事件，对此《精神卫生法》怎样处置?

李广智：第六章第七十八条规定：违反本法规定，有下列情形之一，给精神障碍患者或者其他公民造成人身、财产或者其他损害的，依法承担赔偿责任。

（1）将非精神障碍患者故意作为精神障碍患者送入医疗机构治疗的。

（2）精神障碍患者的监护人遗弃患者，或者有不履行监护职责的其他情形的。

（3）歧视、侮辱、虐待精神障碍患者，侵害患者的人格尊严、人身安全的。

（4）非法限制精神障碍患者人身自由的。

（5）其他侵害精神障碍患者合法权益的情形。

23. 第七章《附录》中讲的精神障碍的概念指什么?

李广智：第七章附录包括第83~85条。第八十三条明确限定了《精神卫生法》所称精神障碍，是指由各种原因引起的感知、情感和思维等精神活动的紊乱或者异常，导致患者明显的心理痛苦或者社会适应等功能损害。本法所称严重精神障碍，是指疾病症状严重，导致患者社会适应等功能严重损害、对自身健康状况或者客观现实不能完整认识，或者不能处理自身事务的精神障碍。本法所称精神障碍患者的监护人，是指依照民法通则的有关规定可以担任监护人的人。

附录三　精神症状评定量表

量表 1　简明精神病评定量表

简明精神病评定量表（BPRS）是 John E Overall 等于 1962 年提出的，目的是为了建立一种简便、有效而又可靠的工具，以便迅速评定精神病患者的症状及其变化。BPRS 适用于功能性精神病，主要用于观察评定治疗精神分裂症的效果。BPRS 问世以来受到重视，目前已广泛用于国际间的协作研究。此处介绍的是北医精研所经过翻译的中译本（1982 年）。

主要内容：原作者于 1962 年制定的 BPRS 包括 16 个症状项目，以后增补了兴奋和定向力障碍两项而成为 18 项，依次为：①对躯体的关怀；②焦虑；③情感退缩；④概念紊乱；⑤罪恶感；⑥紧张；⑦奇怪姿势和动作；⑧夸大；⑨忧郁心境；⑩敌意；⑪怀疑心；⑫幻觉；⑬运动迟滞；⑭不合作；⑮异常思维内容；⑯情感迟钝；⑰兴奋；⑱定向力障碍。

按七级评分：1 级：无症状。2 级：极轻。3 级：轻度。4 级：中度。5 级：中等严重。6 级：严重。7 级：极严重。无具体评分指导，主要根据症状定义及临床经验评分。

上述 18 项症状经过因子分析可构成 5 个综合征：①焦虑抑郁：含 1、2、5、9 项；②迟滞：含 3、13、16、18 项；③思维障碍：含 4、8、12、15 项；④活动过多：含 6、7、17 项；⑤敌意猜疑：含 10、11、14 项。综合征计分 = 各相关项目评分之和/所含相关项目数。

临床应用意义：①总分反映疾病严重性，总分越高，病情越重。②单项评分及出现频率反映不同疾病的关键症状。③综合征的评分，反映疾病的临床特点，画出症状廓图。④治疗前后总分值的变化反映疗效的好坏，差值越大，疗效越好。治疗前后各症状或综合征的评分变化，可反映治疗的靶症状。因BPRS是分级量表，所以能够比较细致地反映疗效。

BPRS为一中等长度的量表，其优点是：项目简明又比较全面，信度、效度均比较满意；可用于合作与不合作的重性精神病患者且对症状变化敏感，是一很好的疗效评定工具。不足之处是：BPRS有关兴奋症状项目不充分，对躁狂或青春型兴奋不敏感，须同时应用躁狂量表进行评分。此外，我们认为应加自知力缺乏一项，亦按七级评分。

量表2　阳性和阴性综合征量表

20世纪80年代后期，特别是进入90年代以来，由于精神分裂症的阴性症状不断被人们所重视，有关研究增多，BPRS由于其包含的阴性症状项目较少，评分操作有一定困难，已不能满足研究需要。特别是对精神分裂症阴性和阳性症状均有效的非典型抗精神病药物问世，要求更为敏感的、能可靠反映症状变化的有效量表进行药效评价，从而有了Andrensen的阴性症状评定量表（SANS）及与之配套应用的阳性症状评定量表（SAPS）的问世，已在我国推广应用。

1987年Kay、Fiszbein和Opler经过10年的努力，以BPRS为基础，编制了"阳性和阴性综合征量表"（PANSS）。该量表由阳性症状、阴性症状、一般精神病理症状及附加症状四个分量表组成。阳性症状量表包含妄想、概念紊乱、幻觉行为、兴奋、夸大、猜疑/被害和敌对性7个症状条目。阴性症状量表包含情感迟钝、情绪退缩、情感交流障碍、被动/淡漠、抽象思维困难、交谈缺乏自发性和流畅性以及刻板思维7个症状条目。一般精神病理量表由16个症状项目组成，包括关注身体健康、焦虑、自罪感、紧张、装相和作态、抑郁、动作迟缓、不合作、不寻常思维内容、定向障碍、注意障碍、判断和自知力缺乏、意志障碍、冲动控制障碍、先占观念和主动回避社交。附加攻击危险性症状量表，由愤怒、延迟满足困难和情感不稳三个症状条目组成。此三项症状的评分不记入PANSS总分。PANSS每一症状条目均从无症状到极严重，按1~7级评分。

　　PANSS包括4个工具。①评分标准：内含条目名称、定义、评分标准。②定式化临床检查。③快速评分表：根据条目评分清单，可以很容易地快速进行因子分析，获得临床廓图。④手册：包括引言、使用者资格、实施和评分（检查步骤、一般评定指导、评分指导、PANSS评分、如何使用廓图表）、解释、计算机管理、评分和作图、心理测量品质。

　　PANSS的评定为半定式与定式检查相结合，接近一般性临床检查。完成整个PANSS检查需时30~45分钟。检查评分经过统计分析，可以获得以下结果。

　　（1）总分范围为30~210分，总分越高，反映病情越严重。作为药效评价工具，通过动态评分变化（以减分率计算）可以反映出治疗效果，即减分率越大，疗效越好。

　　（2）根据复合评分，即阳性症状分量表总分减去阴性症状量表总分，可以迅速检出和区分精神分裂症的阳性综合征（正值）和阴性综合征（负值），确定患者占优势的综合征。

　　（3）进行因子分析，构成由以下因子组成的三维度立方图：阴性症状因子、阳性症状因子、兴奋因子、焦虑/抑郁因子、认知障碍因子，获得精神分裂症亚型（症状群）特点。

　　（4）根据快速评分可以获得阳性症状群、阴性症状群、占优势综合征（复合评分结果）、一般精神病理症状、反应缺乏、思维解体、激活性、偏执、抑郁、焦虑、攻击危险性等症状廓图。通过药物治疗，可从症状廓图的变化直观地清楚地看到药物治疗的靶症状。

　　使用PANSS之前，需进行研究者培训，经过培训，评分一致性明显提高。评分一致性要求：①差异2分以上的条目不得超过20%（7个项目以下）；②总评分差异不应超过20%；③一致性系数（COA）>0.7为可接受，>0.8为好，>0.9为极好。

　　1995年底PANSS译成中文引进我国，经全国性协作组对PANSS进行了培训、测试，显示PANSS具有以下优点：①该量表具有临床检查和评分的严格操作标准和相应工具，便于培训和推广应用。②PANSS包括了精神病理学和心理学的条目，除评定精神病症状外，还可对患者整体情况及认知、情感、社会功能和日常生活能力进行评估。③进行阳性症状和阴性症状复合评分，可提示患者阳性或阴性症状的突出性。④通过廓图和因子分析及症状的分级评定（量化），可反映患者的临床相特点，有利于临床研究及药效评价、预测预后。⑤量表评分符合常态分布，便于统计分析。目前国内精神科医生已比较熟悉该量表，并进行了很多有关研究。非典型药物利培酮及奥氮平的临床研究即以 PANSS 为研究工具，比较敏感地反映了这两种新一代药物治疗精神分裂症的疗效及治疗靶症状。

量表3　慢性精神病患者标准化精神病评定量表

本量表是 M Krawiecha 等提出的一种短程量表，为对慢性精神分裂症患者设计的临床评价工具。此量表为症状分级量表，用于评定治疗慢性精神分裂症的效果。1979年北医精研所将量表的第二次修订版译成中文，用于临床新药疗效评定。

本量表包括8个症状项目，依次为：抑郁焦虑、情感平淡或不协调、精神运动迟滞、明显的妄想、幻觉、言语不连贯、不切题和言语缺乏或缄默。每项症状均附有定义及检查注意事项。按0~4五级评分，有明确的评分标准。在项目表格前，作者写有前言，要求医生运用自己的临床经验对病人的每一特殊方面进行评价。五级的评分为：0级：缺如，用各种方法均不能确定症状的存在。1级：轻度，有些表现，但不被认为是病态。2级：中度，肯定是疾病引起。3级：显著病态。4级：严重病态。时间跨度按研究要求而定，一般为1周。

资料可以逐项分析，也可以概括为：精神分裂症阳性症状（含第5、6、7项）、阴性症状（含第3、8项）及非特异性症状（含第1、2、4项），便于分析。

该量表具有项目简明、评分标准明确、易于掌握、检查耗时少、评分结果能反映精神分裂症的主要临床特点及其变化和实用等优点。由于内容中无反映兴奋症状的项目，故主要适用于慢性精神分裂症患者。

量表4　阴性症状评定量表

20世纪80年代以来，阴性症状重新又引起精神病学界的兴趣。因为：①对研究精神分裂症亚型的划分具有意义；②有利于探索精神分裂症病因；③对于进一步开发精神药物具有现实价值。研究阴性和阳性症状涉及的方面很多，如描述性现象学、精神病理学，及其神经生化、神经解剖、病理生理基础等。其中如何评定阴性和阳性症状至关重要。

在此介绍国际上较广泛应用由Dr. N Andreasen编制的"阴性症状评定量表（SANS）"。该量表的主要功用是：①确定当前阴性症状存在，以利于有关病因学、临床病理学研究；②为评定药物疗效提供工具以评定治疗中阴性症状的变化；③结合阳性症状评定量表，对精神状况作全面评价。

内容共24项，每项按0~5级评分，即0=无、1=可疑、2=轻度、3=中度、4=显著、5=严重。每条目有其定义性解释和各自的评分标准。24项聚合成5个分量表。

（1）情感平淡或迟钝　含面部表情很少变化、自发动作减少、表达性姿势缺乏、眼神接触差、无情感反应、语调缺乏变化及总评，共7项。

（2）思维贫乏　含语量贫乏、言语内容贫乏、阻滞、应答迟缓及总评，共5项。

（3）意志缺乏/情感淡漠　含仪表及卫生、工作或学习不能持久、躯体少动及总评，共4项。

（4）兴趣缺乏/社交缺乏　含娱乐的兴趣及活动缺乏、性活动及乐趣减少、体验亲密感的能力下降、与朋友及同龄人的联系缺乏及总评，共5项。

（5）注意力损害　含社交活动中注意障碍、精神状态检查（心理测查）时注意力不集中及总评，共3项。

评定方法以面谈观察为主，必要时结合病史及知情人提供的情况予以评定。该量表须判断症状的有无，故须由具有精神病临床经验的医生使用。

时间跨度为1个月，如用来评定疗效，则1周评定一次，不宜用此量表作回顾评定。

评价 SANS 项目简明，有症状定义、检查说明及评分指导。翻译为中文流畅易懂，可作为国际通用的可靠的阴性症状标准化评定量表。

阴性症状评定量表

姓名：

性别：　　　　　男 =1　　　　　女 =2

年龄：

病历号：

研究编码：

治疗开始日期：

评定日期：

评定者：

治疗剂量：

0= 无　1= 可疑　2= 轻度　3= 中度　4= 显著　5= 严重

情感平淡或迟钝

1. 面部表情很少变化：患者面部表情呆板，当谈话内容有变化时，患者的表情变化比预期的少。

2. 自发动作减少：患者较少或没有自发性动作，不改变姿势，也不活动手足等等。

3. 表达性姿势缺乏：患者不利用手势、身体的姿势等作为表达思想的辅助手段。

4. 眼神接触差：患者避免视线接触，甚至在讲话时也不看检查者，茫然凝视前方。

5. 无情感反应：无法让患者露出笑容或笑起来。

6. 语调缺乏变化：患者声调常很单调，缺乏正常的抑扬顿挫。

7. 情感平淡总评：应根据症状的严重性，特别是着重评定情感无反应、眼神接触、面部表情及语调变化。

思维贫乏

8.语量贫乏：患者回答问题时语量有限，往往是简短、具体，不加发挥。

9.言语内容贫乏：患者回答问题语量足够，内容却含糊，过于概括，传达的信息量太少。

10.阻滞：患者主动或经提醒表示自己的思维过程中断。

11.应答迟缓：患者要花很长时间才回答问题，询问下证明患者确实意识到了这一问题。

12.思维贫乏总评：思维贫乏的核心性是语量贫乏及言语内容贫乏。

意志缺乏/情感淡漠

13.仪表及卫生：患者衣着不整或肮脏、蓬头垢面、体臭。

14.工作或学习不能持久：患者难以找到或维持工作、完成学业、料理家务等等。如果是住院患者，则不能持久地参加病房内的活动，如工疗、打牌等。

15.躯体少动：患者活动很少，可能连坐几个小时而没有任何自发活动。

16.意志缺乏/情感淡漠总评：重点应放在1~2个特别引人注意的突出症状上。

兴趣缺乏/社交缺乏

17.娱乐的兴趣及活动：患者极少或没有任何兴趣，兴趣的质和量都应加以考虑。

18.性活动：患者表现出对性的兴趣及性活动减少，或即使有主动的性行为，乐趣下降。

19.体验亲密感的能力：患者不能同他人，特别是异性、家庭成员建立亲近、密切的联系。

20.与朋友及同龄人的联系：患者极少或根本没有朋友，更喜欢独处。

21.兴趣缺乏/社交缺乏总评：评定时应考虑到患者的年龄、家庭状况等，应反映出总体的严重程度。

注意力损害

22.社交活动中的注意障碍：患者对社交活动显得不参与、不介入，看起来有种"隔阂感"。

23.精神状态检查时注意力不集中：让做连续减7的运算（至少5次），将"World"倒着拼出来。评分：2=1个错误，3=2个错误，4=3个错误。

24.注意力总评：应评定患者在临床和测试中总的注意力集中情况。

量表5　阳性症状评定量表

阳性症状评定量表（SAPS）系Dr. Nancy Andreasen为补充其1982年提出的阴性症状量表而设计的，用来评定主要出现于精神分裂症的精神病理症状，如幻觉、妄想、怪异行为及阳性思维形式障碍。其主要功能用于评定上述阳性症状是否存在，与阴性症状量表同时使用以利于对患者的精神状况作全面评价；同时也可用于临床精神药理学研究，评定治疗中阳性症状的变化以确定药效。

内容共35项，聚合为幻觉、妄想、怪异行为、阳性思维形式障碍和情感不协调五个因子。每个分量表最后一项为总评。除各项评分的累加总分外，还需计算综合评价总分。

评定方法以面谈检查为主，在进行评分检查前，与患者作一般性交谈5~10分钟，以建立良好的检查气氛并观察患者的语言、行为和态度。然后就有关阳性症状的特殊问题进行询问和检查，并按0=无、1=可疑、2=轻度、3=中度、4=显著、5=严重进行评分。时间跨度同SANS，除面谈检查外，必要时还需具有其他来源的资料，如直接观察、家属和护士的报告。SAPS的评定需要患者的合作。

阳性症状评定量表

姓名：

性别：　　　　男 =1　　　　女 =2

年龄：

病历号：

研究编码：

治疗开始日期：

评定日期：

评定者：

治疗剂量：

0＝无　1＝可疑　2＝轻度　3＝中度　4＝显著　5＝严重

幻觉

1.幻听：患者声称能听到别人听不到的讲话声、响声及其他声音。

2.评论性幻听：患者声称听到讲话声在评论他当时的行为和思想。

3.争论性幻听：患者声称听到两人或更多的人的声音在交谈。

4.躯体或触幻觉：患者感到身体上有一种奇特感觉。

5.幻嗅：患者声称闻到了别人没有注意到的气味。

6.幻视：患者看见实际上并不存在的形象或人。

7.幻觉总评：应根据幻觉持续的时间、严重程度及其对患者生活的影响来评价。

妄想

8.被害妄想：患者认为他人正以某种方式阴谋反对或迫害他。

9.嫉妒妄想：患者认为他的配偶与某人有不正当关系。

10.罪恶妄想：患者认为自己犯了可怕的罪行或做了不可饶恕的事情。

11.夸大妄想：患者认为自己拥有特殊的权利或才能。

12.宗教妄想：患者沉湎于带宗教色彩的错误信念中。

13.躯体妄想：患者毫无根据地认为自己的身体有病。

14.关系妄想：患者认为毫无意义的谈话或事件与自己有关或有某种特殊的含义。

15.被控制感：患者感到自己的感情或行为受某种外力控制。

16.被洞悉感：患者感到他人能读出自己的心理或自己的思想。

17.思维被广播：患者认为自己的思想被广播出去，因而他自己或其他人都能听到。

18.思维插入：患者相信有一种并不属于他自己的思想插进他的脑中。

19.思维被夺：患者认为其思想被他人从头脑中夺走了。

20.妄想总评：应根据妄想持续的时间、患者对妄想的坚信程度及对患者生活的影响来评定。

怪异行为

21.衣着和外表：患者衣着奇特或以其他奇特的方式改变自己的外表。

22.社交及性行为：患者可能做出一些与社会一般规范不相协调的事，如当众手淫。

23.攻击和激越行为：患者行为方式具有攻击性和激越性，常常难以预料。

24.重复或刻板行为：患者逐渐形成一套重复性或仪式性的动作，反复做个不停。

25. 怪异行为总评：应根据怪异行为的类型及其偏离社会规范的程度来评定。

阳性思维形式障碍

26.思维散漫：患者言谈内容脱离原主题，滑到不太相干或毫不相关的主题上去。

27.答不切题：回答问题时含糊或不相关。

28.言语不连贯：这种言语常使人根本无法理解。

29.逻辑障碍：这种言语的推理结论不合逻辑。

30.赘述：这种言语在表达主题时非常间接、迟缓。

31.言语云集：患者语速快而且难以打断，与正常情况相比，语量也明显增多。

32.言语随境转移：患者注意力常转移到周围环境的变化上，谈话经常中断。

33.音联：是一种根据词音而不是词意来选词汇的言语方式。

34.阳性思维形式障碍总评：应根据异常表现出现的频率、对患者交流能力影响的程度来评定。

情感不协调

35. 情感不协调：患者的情感不协调或不适切，不仅是情感平淡或淡漠。

附录四　精神药物与异常化验检查的关系一览表

项目	参考正常值	异常值	异常的意义	可能的相关药物
血常规	白细胞（3.5~9.5）×10⁹/L 粒细胞（1.80~6.30）×10⁹/L	①白细胞<3.5×10⁹/L 粒细胞<1.5×10⁹/L ②白细胞<2×10⁹/L 粒细胞<0.5×10⁹/L	①粒细胞减少 ②粒细胞缺乏	氯氮平、卡马西平、氯丙嗪等
肝功能	谷丙转氨酶9~50IU/L 谷氨酰转肽酶10~60IU/L	谷丙转氨酶>50IU/L 谷氨酰转肽酶>60IU/L	肝功能损害可能	氯丙嗪、丙戊酸盐等
肾功能	尿素氮2.1~7.1mmol/L 肌酐53~115μmol/L	尿素氮>7.1mmol/L 肌酐>115μmol/L	肾功能损害可能	碳酸锂等
甲状腺功能	T₃ 1.3~3.1nmol/L T₄ 66~181nmol/L FT₃ 3.1~6.8mol/L FT₄ 12~22nmol/L TSH 0.27~4.2nmol/L	T₃、T₄、FT₃、FT₄下降，TSH升高	甲状腺炎可能	碳酸锂等
血脂	总胆固醇2.33~5.70mmol/L 甘油三酯0.00~1.95mmol/L 高密度脂蛋白1.04~1.66mmol/L 低密度脂蛋白0.00~3.12mmol/L	总胆固醇>5.70mmol/L 甘油三酯>1.95mmol/L 高密度脂蛋白<1.04mmol/L 低密度脂蛋白>3.12mmol/L	脂代谢紊乱	氯氮平、奥氮平、利培酮、帕利哌酮、奎硫平等
血糖	血糖4.10~5.90mmol/L	血糖>5.90mmol/L	血糖升高	氯氮平、奥氮平、利培酮、帕利哌酮、奎硫平等

续表

项目	参考正常值	异常值	异常的意义	可能的相关药物
性激素	垂体泌乳素 86~324mIU/L（男）102~496mIU/L（女）	泌乳素明显升高	高泌乳素血症可能	利培酮、舒必利、氟哌啶醇、帕利哌酮、氨磺必利等
肌酸磷酸激酶	肌酸磷酸激酶 35~174IU/L	肌酸磷酸激酶明显升高	恶性综合征、横纹肌溶解征可能	氯氮平、氟哌啶醇、氯丙嗪等
心电图	正常心电图	①心率>100次/分 ②QTc>450MS（男）、460 MS（女）③ST-T改变	①心动过速 ②QTc延长 ③心肌损害	①高剂量低效价的抗精神病药物，如氯丙嗪、氯氮平、奎硫平等 ②甲硫哒嗪、齐拉西酮、舍吲哚等 ③三环类抗抑郁药、氯丙嗪等
脑电图	正常脑电图	慢波增加，快波减少	异常脑电图	氯氮平等

注：不同医疗机构的参考正常值会有差异。

附录五　"世界精神卫生日"由来

1991年，尼泊尔提交了第一份关于"世界精神卫生日"活动的报告。随后的十多年里，许多国家参与进来，将每年的10月10日作为特殊的日子。提高公众对精神疾病的认识，分享科学有效的疾病知识，消除公众的偏见。世界卫生组织确定每年的10月10日为"世界精神卫生日"。至今已先后举办了14届活动，结合现实情况和精神卫生的需要，确定每年的活动主题，历年主题如下。

1996年　积极的形象，积极的行动

1997年　女性和精神卫生

1998年　人道主义和精神卫生

1999年　精神卫生和衰老

2000年　健康体魄+健康心理=美好人生

2001年　行动起来，促进精神健康

2002年　精神创伤和暴力对儿童的影响

2003年　抑郁影响每个人

2004年　儿童、青少年精神健康　快乐心情，健康行为

2005年　身心健康、幸福一生

2006年　健身健心，你我同行

2007年　提倡心理咨询，促进精神健康

2008年　同享奥运精神，共促身心健康

2009年　行动起来，促进精神健康

2010年　沟通理解关爱　心理和谐健康

2011年　承担共同责任，促进精神健康

2012年　精神健康伴老龄，安乐幸福享晚年（卫生部定）

　　　　　抑郁症　一项全球危机（世界卫生组织定）

2013年　发展事业、规范服务、维护权益

2014年　心理健康，社会和谐

2015年　心理健康，社会和谐

2016年　心理健康，社会和谐

2017年　共享健康资源，共建和谐家庭

2018年　健康心理，快乐人生

2019年　心理健康社会和谐·我行动——进校园、进家庭、进社区

参考文献

1.舒伟洁，昂秋青.恍惚的世界.上海：复旦大学出版社，1998.

2.施新猷，顾为望.人类疾病动物模型.北京：人民卫生出版社，2008.

3. E.Bleuler.早发性痴呆或精神分裂病群.饭田真，保畸秀夫，安永浩.东京：医学书院，1974.

4.徐韬园.精神分裂症之诊断.上海市精神病防治院内部学习资料，1964.

5.贾谊诚.简明英汉/汉英精神医学词典.北京：人民卫生出版社，2002.

6.湖南医学院.精神医学丛书.长沙：湖南科学技术出版社，1981.

7.张明园，精神分裂症现代诊疗.南京：江苏科学技术出版社，2001.

8.王祖承.精神病学.北京：人民卫生出版社，2002.

9.W.Mayer-Gross.临床精神病学.纪明.上海：上海科学技术出版社，1963.

10.饭森真喜雄.精神科简明词典.东京：弘文堂，1981.

11.王祖承.近代、现代精神科名人略传（18）：现代精神医学的奠基人——克雷丕林.精神卫生通讯，1998.

12.王祖承.近代、现代精神科名人略传（21）：精神分裂症命名的倡导者——布洛伊勒.精神卫生通讯，1998.

13.王祖承.近代、现代精神科名人略传（57）：对精神分裂症的长期研究者——M.布洛伊勒.精神卫生通讯，2001.

14.橘川清人，Ciompi.精神分裂症的假说.东京：星和书店，1998.

15.Luc Ciompi.感情理论和分裂症.精神医学，1992，34（2）：201-213.

16.融道男.精神分裂症的假说.东京：星和书店，1998.

17.王祖承，朱晓彤.日本提出改变使用"精神分裂症"病名.心理健康和心理咨询，2002.

18.王祖承，戚元丽.关于精神分裂症改名的探讨.心理健康通讯，2001：7-8.

19.王继军.谈谈日本的新名称"统合失调症".心理健康和心理咨询，2006，（4）：7-8.

20.舒伟洁，王祖承.有关精神分裂症诊断用语是否更改的调查.心理健康和心理咨询，2007，（4）：5-6.

21.李泓冰.当上海小囡"同桌"是农民工子弟.新民晚报，2011-11（7）.

22.徐声汉.精神分裂症治疗的昨天、今天和明天.心理健康和心理咨询，2007，（6）：3-4.